머리글

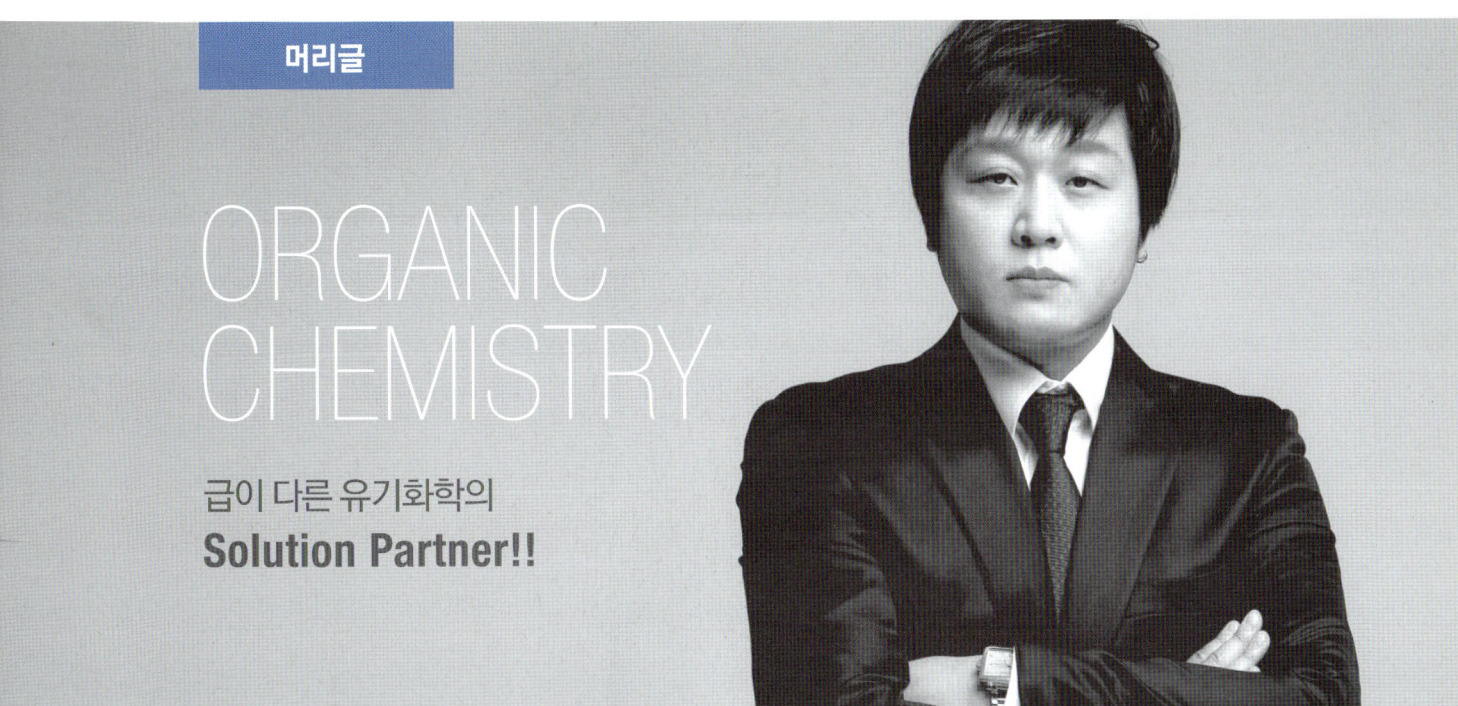

ORGANIC CHEMISTRY

급이 다른 유기화학의
Solution Partner!!

다년간의 MEET/DEET와 PEET, 교원임용고시, 의·치의·수의대 편입학 대비 유기화학 강의 경험과 모의고사 문항 출제 경험을 토대로 수험생들이 유기화학을 좀 더 쉽고 효율적으로 준비할 수 있도록 도움을 주고자 '권혁의 개념쏙쏙 유기화학 568제'를 출간하게 되었다.

본 교재는 최근 출제 경향을 완벽히 반영하여 반드시 풀어야할 문제를 단원별로 나눠 놓았고, 단원별 문제 풀이로 완벽한 이론 점검을 통한 응용력 향상은 물론, 외계어라 표현하는 생소한 유기화학 과목에 대한 자신감 상승을 목표로 하였다. 다양한 각도에서 출제되고 있는 본고사 문제를 무리 없이 해결해나가기 위한 완벽한 이론과 기초 실력을 쌓기에는 더할 나위 없이 좋은 교재라 확신한다. 이 교재를 완벽히 학습한 후에는 반드시 본고사와 같은 유형의 추론형 문제를 많이 접해보길 바란다.

끝으로 늘 곁에서 응원을 마다하지 않은 가족들에게 감사드리며, 이 책의 출간에 힘써주신 메가엠디 임직원 여러분과 디자인이해 디자인팀에게도 깊은 감사의 마음을 전한다.

이 책이 미래의 약사를 꿈꾸고 있는 많은 수험생들에게 합격이라는 영광의 밑알이 되기를 바라며…

메가엠디 유기화학 **권혁** 교수

약력 및 저서

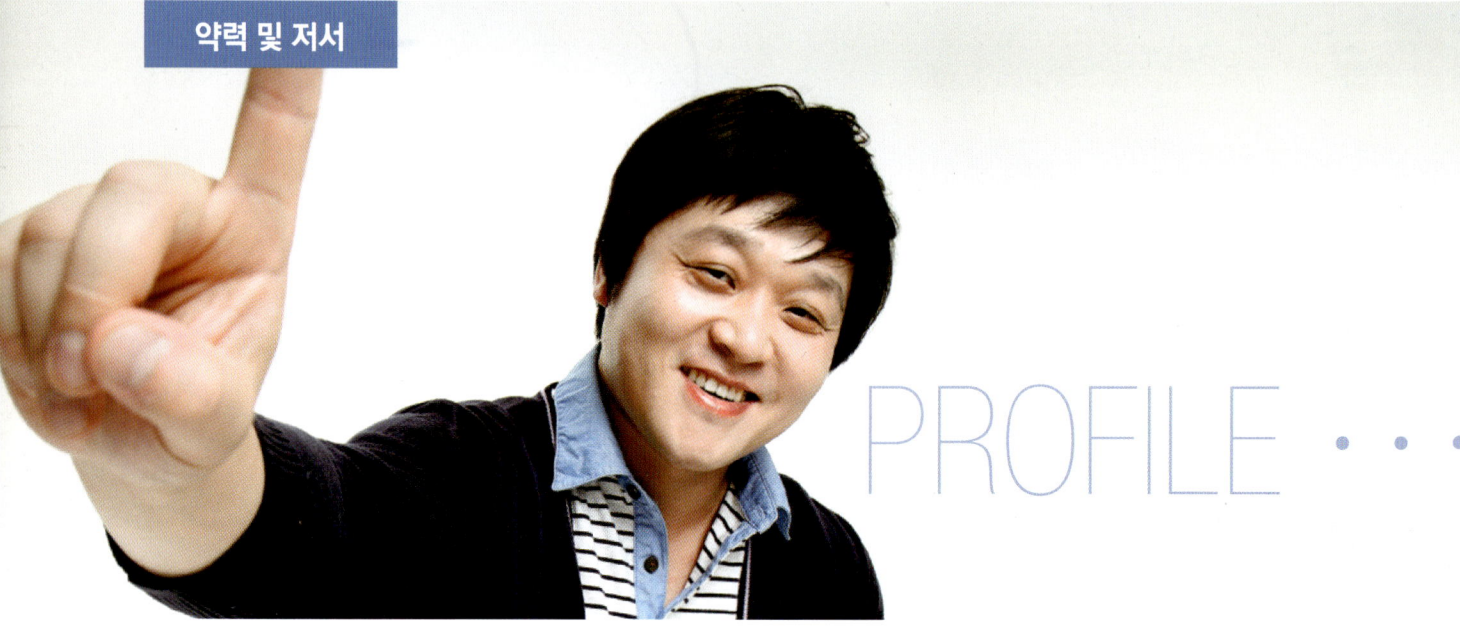

PROFILE …

약 력

경희대학교 화학과 동 대학원(유기화학 전공-세부전공: 비대칭 유기 합성)
KRICT(한국 화학 연구원)연구원, 국가 지정 연구실 BK21 소속 연구원
前) PMS MEET/DEET/PEET 유기화학
現) 노량진 교원임용 희소고시학원/쌤플러스 전공화학
現) megaMD 유기화학(PEET 전임)

실 적

2012년 의대, 수의대 편입반 수강생 74명 중 57명 의대·수의대 편입 합격
MEET/DEET 5회~11회 유기화학 만점자 다수 배출
PEET 1회, 3회, 4회 만점자 다수 배출
PEET 5회 전국 수석 배출(유기화학 백분위 점수 100)

연간 커리큘럼

CURRICULUM

유기화학 고득점을 위한!!
권혁 교수님의
연간 커리큘럼

PEET 연간 커리큘럼

입문이론완성 (7월~8월)	자신만만 유기화학 입문이론서	· 기본과정의 원활안 학습을 위해 유기반응을 제외한 기초개념을 완벽히 정리한다
기본이론완성 (9월~10월) (11월~12월)	자신만만 유기화학 기본이론서 자신만만 유기화학 기본문제 실전솔루션	· 유기화학의 기본개념 정립 · 기출문제를 통한 출제경향파악
고급심화 이론완성 (1월~2월)	자신만만 유기화학 기본+심화, 고급심화 이론서 심화문제 실전솔루션	· PEET 유기화학 고득점을 위한 심화 개념을 하나도 빠짐없이 완벽히 정리 · 기출 분석을 통해 실전 적용 능력 극대화
기출문제 풀이 및 이론정리 (3월~4월)	MEET/DEET/PEET/임용 기출문제 실전솔루션	· 과년도 MEET/DEET/PEET/교원임용 기출문제 풀이를 통한 출제경향파악과 핵심 이론 정리 및 새로 기출 될 예상문제를 선별
실전대비 (5월~6월)	실전대비 단원별추론	· 단원별 추론 문제를 통해 출제유형을 익히고 문제해결 시간 단축을 위한 연습을 반복
최종점검 (7월~8월)	FINAL 적중 모의고사	· 높은 적중률을 자랑하는 양질의 문항 제공 · 실제 본고사와 동일한 형태로 진행되어 자신의 실력을 최종 점검

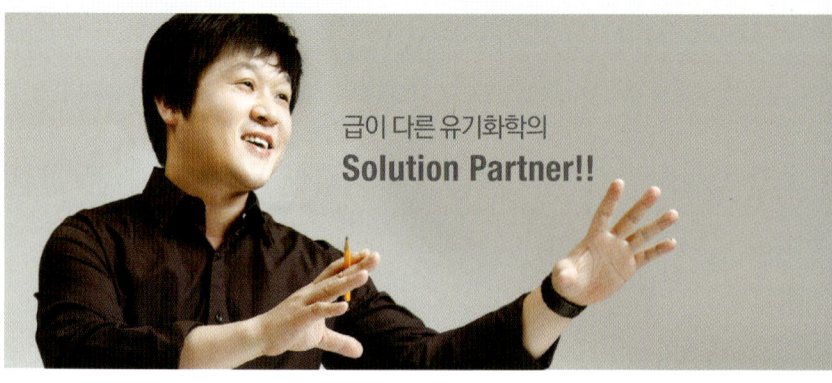

REVIEW

ID: 혈준	문풀은 메가엠디 권혁교수님을 추천 합니다. 작년에 파이널을 들었는데 이론을 듣지 않아도 참 자세하게 설명합니다. 올해도 심화이론이 동영상서비스중이니 맛보기 강좌 한 번 들어보세요. 이분의 장점은 메커니즘 설명이 자세하다. 대충 설명이 없다. 문제풀이 때도 보기를 전부 설명해준다. 필기가 깔끔하다. 저는 일반추론, 실전추론, 파이널도 꼭 들을 생각이에요!
ID: sunung2	권혁 교수님 제가 작년에 파이널로 들었던 강의입니다. 제가 생각할 땐 파이널 5회 중에서 많이 출제되었다고 생각합니다. 이분의 장점은 글씨체가 예뻐서 알아보기 쉽고, 메커니즘 설명이 자세합니다. 아마 조금의 기본만 있으시다면 이해가지 않는 부분은 없을 듯합니다.
ID: sweetbee75	아~~ 이런 원리가 숨어있었구나 하고 원리 설명 차근차근 해주시고... 본인이 석·박사 때 열심히 실험하신 분이라는 생각이 들어요. 암기하고 기억하는데 도움이 훨씬 많이 되는 것 같아요
ID: halee	제가 스스로 노트 필기한 것만 봐도 차이가 확연해요. 그리고 몰랐던 공식도 알려주시고...좀 더 자세하고 숨어있던 원리를 알려줘서 도움많이 되는 것 같아요.
ID: 바라다라다	권혁 선생님 실강으로 몇 년 전에 들은 적 있는데ㅋㅋ 귀엽고 재밌으심ㅋㅋ 특히 귀걸이가 뽀인트ㅎㅎ
ID: iiii46	정말 웃었던 기억이 있어요. 욕도 하시고 근데 잘 가르쳐 주셨음. 외울 거 강조하시고 매 단원마다 기출문제, 연습문제 풀었어요. 몰랐던 공식도 알려주시고 좋은 것 같아요. 다른 쌤에 비해 레벨도 훨씬 높은 것 같고, 이번 피트에서도 적중을 많이 하셨더라구요.
ID: leeisan 66	유기화학 무엇으로 들을까 고민 많이 하다가 권혁 선생님꺼 듣고 있는데요! 공부의 깊이가 느껴져서 좋아요. 뭔가 논리 적이면서! 선생님이 아무리 좋아도 복습은 해야 최고지만요ㅋㅋ
ID: breeze327	사람마다 다르겠지만 수업에 지장 없을 정도로 가끔 농담도 하시고 지루하지 않게 수업을 해주셨어요. 중요한 반응들에 강조해주시고 메커니즘을 잘 설명해주셔서 나중에는 정리한 책만 보면 유기는 전 범위를 다 다룰 수 있게 되는 것 같아요.
ID: 들소소녀	유기화학을 학원에서 처음 배웠는데 자세하게 개념 훑어 주시더라구요. 이해하기도 쉽게. 전 개인적으로 권혁 쌤 수업이 좋은 것 같아요.
ID: 비공개	권혁은 유기의 신이야. 비유를 감칠나게 잘하지.
ID: baramdays	권혁 쌤 수업 듣고 덕분에 면접까지 잘 봐서 학교 잘 다니고 있는 예비 약사입니다. 지금은 메가로 가셨다고 들었는데...저는 권혁 쌤 강의 좋았어요. 실험과 관련된 얘기랑 생활과 관련된 얘기를 많이 해주셔서 머리에 쏙쏙 들어왔어요. 특히나 실험과 관련된 부분(특히 입체화학)은 누구보다 많이 아시는 것 같던데..전공이 이건 다른 쌤들은 좀 약할 거라는 생각이 들어요. 교과서에는 없지만 시험에서는 다루는 내용들도 자세히 해주시고..아무튼 저는 시험뿐만 아니라 면접 볼 때도 도움 많이 받았습니다. 이 분의 장점은 판서가 다른 쌤들에 비해 굉장히 깔끔하고 모의고사가 좋다는 건데, 실제로 수업시간 중에 했던 얘기들이나 모의고사에서 다뤘던 문제가 실제 시험에서 거의 똑같이 나왔습니다. 제가 다니는 학교 면접 문제도 찍어주셨는데 그대로 나왔고요.

ID: 휴학까지했다	현재 현강 듣고 있고, 작년에는 ooo쌤 현강도 들었었는데 ooo쌤 현강 들을 때도 '잘 가르친다.' 이렇게 느꼈었는데 권혁 쌤 현강 들으니까 '헐 대박 미쳤어 엄청 잘 가르치잖아????!?!?!' 이런 느낌입니다. ㅋㅋㅋㅋㅋ이 수업을 미리 들었더라면 유기화학 학점이 그리는 안 나왔을텐데...하는 아쉬움? 정말, 정말로 잘 가르치십니다.
ID: 앤디러브	이론은 어느 강사나 비슷하다고 봅니다. 단지 누가 더 이해가 쉽도록 조리 있게 말하느냐, 중간 중간 학생들의 집중도를 얼마나 잘 이끌고 올 수 있느냐가 일타를 가리는 것 같습니다. 그런 점에서 권혁 쌤은 뛰어난데, 이분은 임용부터 시작하여 베테랑이기 때문에 수업의 질이 좋습니다. 간간히 전반적인 유기실험에 대해 이야기도 해주셨고 기타 배경지식을 쌓으면서 공부하기 좋은 것 같습니다.
음..사실 권혁 쌤 수업은 부산에서 현강으로 들은지라.. 9,10,11,12,1,2월에 기본&심화 수업을 3번 들었습니다. 처음 들었을 땐 이게 대체 무슨 소린가.. 물론 저는 고등학생 때 화학을 아예 안 해서 외계 문자로 느껴졌는데 이게 두 번 듣고 세 번 듣고 나니까 그냥 다 이해가 되더군요. 유기는 무엇보다 암기가 가장 중요하지 않나 싶습니다. 올해 시험에서 내년 대비로 전환 하기 전에 유기화학 정말 열심히 공부했었는데, 제일 도움 되었던 게 A4용지였습니다. 한 단원씩 공부하고 A4에 한 번 쭉 써내려갔죠. 유기반응들도 머릿속으로 그리는 게 아니라 손으로 써가면서 동시에 스피킹도 했습니다. '아 이 반응은 이렇구나. 그래 맞아, 여기서 산화구리가 들어가지 그리고 이 전자가 이쪽으로 들어가면서..." 뭐 혼잣말로요ㅋㅋ 권혁 쌤도 유기반응들을 계속 손으로 써보라고 하셨습니다. 쌤 말씀 들은 게 가장 도움이 되었던 것 같네요.
ID: 드림컴트루	메가엠디 종합반이었을 때 권혁 쌤을 실강으로 만났습니다. 워낙 문제집도 많이 내셨고 원래부터 유기화학 실험을 전공하시던 분이였기 때문에 유기화학의 반응들을 간접적으로 얘기를 들어도 그 실험에 대한 부가적인 설명을 모두 해주시니 이해가 잘되고 외우기도 쉬웠습니다. (제가 이해를 해야 외워지는 스타일이라서 ^^) 그리고 단점이 있다면 ....쌤이 좀 터프하세요 ^^ 하지만 질문해도 친절하게 잘 대답해 주셔서 학생들 사이에도 인기가 많으셨던 분! 권혁 쌤을 추천합니다.
ID: 포팜	유기화학은 처음 배우는 과목이고, 처음부터 권쌤한테 배워서 타 강사와 비교하기는 어렵지만, 확실한건 이해하기 쉽게 가르치심. 그리고 유기화학의 내공이 느껴짐. 다른 강의도 좋지만, 특히 기출 강의가 좋았음. 문제 풀면서 관련된 이론을 모두 총정리해주심. 판서도 정말 감동 ㅋㅋ
ID: 이번엔꼭	적당한 필기량 머릿속으로 그려지게 설명해준다 처음 유기화학을 접해도 잘 이해간다 적당한 유머와 욕 ㅋㅋㅋ 간혹 사담을 해주시는데 재밌다
ID: 같이갑시다	권혁 교수님의 문제는 적중률이 매우 높은 만큼 기출유형과 유사하면서도 흔히들 범할 수 있는 오류를 짚어줄 수 있어 좋았습니다. 교수님 강의를 들으면서 기출부터 핵심이 되는 원리를 여러 번 세세하게 다뤄주셔서 어느 순간 메커니즘이 보인다는 느낌이 들었습니다. 나오는 범위 안 나오는 범위 확실히 일러주셔서 부담 없이 따라갈 수 있었습니다. Q&A에 질문을 많이 올리는 편인데 당일 날 꼼꼼하게 피드백 해주셔서 좋았구요. 개인적으로 단점은 딱히 없었습니다.
ID: 약대에에	강의 내내 흐트러짐이 없고 암기위주의 과목이지만 딴딴하이 어쩌고 들을수록 가치 있는 강의 같아요. 학생들을 향한 열정이 최고인 것 같아요.

>> 위 수강평은 '약대가자', 'medwide.net', '의편사(의학계열 편입을 준비하는 사람들)' 카페에서 발췌한 내용입니다.

PHARMACY EDUCATION ELIGIBILITY TEST

ORGANIC CHEMISTRY

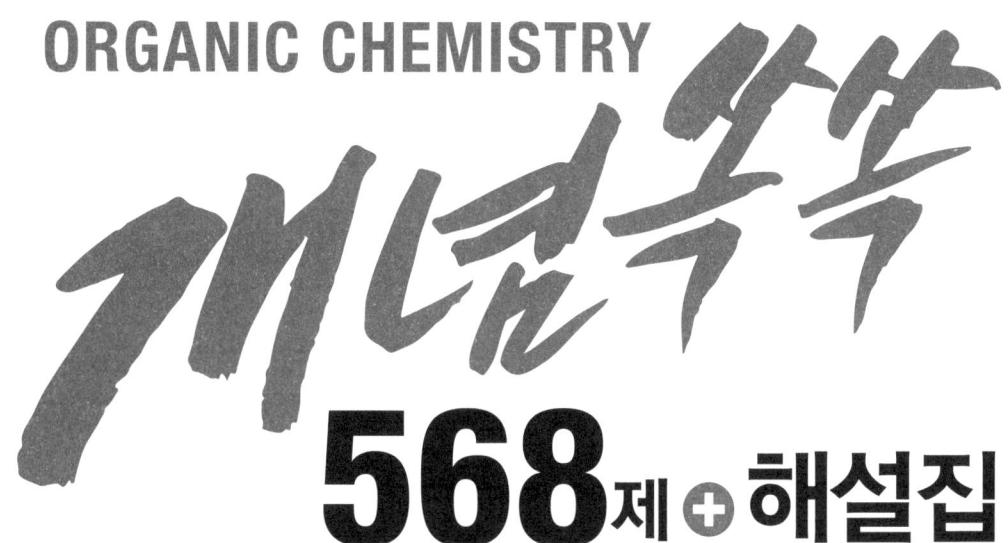

개념쏙쏙

568제 + 해설집

mega MD

ORGANIC CHEMISTRY
개념폭폭 568제
권혁

목차

I	결합과 구조	5
II	알케인과 사이클로알케인	25
III	입체화학	41
IV	작용기 변환 및 유기 반응	69
V	카보닐 화합물, 아민, 고리형 협동 반응	161
	• 정답	181

ORGANIC CHEMISTRY
개념쏙쏙 568제

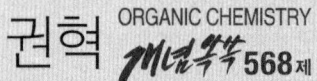

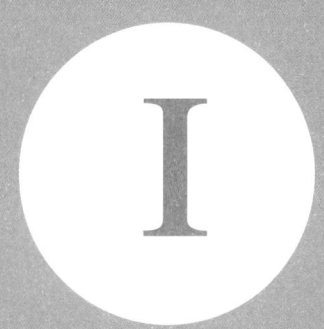

결합과 구조

01 전자의 배치

02 분자의 구조

03 궤도함수

04 탄소의 혼성

05 극성 공유결합과 쌍극자 모멘트

06 형식전하

07 공명구조

08 브뢴스테드-로우리의 산과 염기, pK_a값, Lewis 산과 염기

01 • 전자의 배치

1

다음 원자들의 바닥상태(the ground-state) 또는 이온 상태에서의 전자를 옳게 배치하지 못한 것은?

① $_6C : 1s^2 2s^2 2p^2$
② $_9F : 1s^2 2s^2 2p^5$
③ $_{12}Mg : 1s^2 2s^2 2p^6 3s^2$
④ $Mg^{2+} : 1s^2 2s^2 2p^6$
⑤ $S^{2-} : 1s^2 2s^2 2p^6 3s^2 3p^4$

2

$_{14}Si$에는 몇 개의 valence shell electron이 있는가?

① 2개   ② 3개   ③ 4개
④ 5개   ⑤ 6개

3

다음 이온들 중 영족 기체의 전자배치를 가지지 <u>않는</u> 것은?

① Li^+ ② Mg^+ ③ F^-
④ S^{2-} ⑤ Ca^{2+}

4

탄소의 전자배치에 관한 설명 중 옳은 것은?

① $1s$ 오비탈에 전자 3개, p 오비탈에 전자 3개가 있다.
② $1s$ 오비탈에 전자 2개, p 오비탈에 전자 4개가 있다.
③ $1s$ 오비탈에 전자 2개, $2s$ 오비탈에 전자 2개, 2p 오비탈에 전자 2개가 있다.
④ $1s$ 오비탈에 전자 2개, $2s$ 오비탈에 전자 2개, 2p 오비탈에 전자 4개가 있다.
⑤ $1s$ 오비탈에 전자 1개, $2s$ 오비탈에 전자 3개, 2p 오비탈에 전자 2개 있다.

02 • 분자의 구조

[5~8] VSEPR 이론에 근거하여, 다음 주어진 분자나 이온의 구조에 대한 물음에 답하시오.

5
삼각 피라미드(trigonal pyramidal) 구조를 가지는 것은 어느 것인가?

| BF_3 | CO_3^{2-} | NO_2^- | NH_3 |

① BF_3 ② CO_3^{2-} ③ NO_2^-
④ NH_3 ⑤ 정답 없음

6
선형 구조(linear)를 가지는 것은 어느 것인가?

① HCN ② SO_2 ③ NH_2^-
④ O_3 ⑤ BF_3

7
선형 구조(linear)를 가지는 것은 어느 것인가?

① NO_2^-
② NO_2^+
③ NO_2^- 와 NO_2^+
④ NO_3^-
⑤ 정답 없음

8
굽은(bending) 구조를 가지는 것은 어느 것인가?

① CO_3^{2-}
② NO_3^-
③ O_3
④ BF_3
⑤ PCl_5

02 · 분자의 구조

9
유기화합물에서 탄소와 질소, 산소, 수소, 염소의 결합에 대한 설명으로 옳지 않은 것은?

① 산소는 두 개의 공유결합과 두 개의 비공유전자쌍을 가지고 있다.
② 질소는 두 개의 공유결합과 한 개의 비공유전자쌍을 가지고 있다.
③ 탄소는 네 개의 공유결합이 결합에 참여하고 비공유전자쌍은 없다.
④ 수소는 한 개의 공유결합이 결합에 참여하고 비공유전자쌍은 없다.
⑤ 염소는 한 개의 공유결합과 세 개의 비공유전자쌍을 가지고 있다.

10
다음 〈보기〉 중 탄소와 탄소 간 결합각이 120° 평면 삼각형을 가지는 화학종으로 옳은 것은?

보기

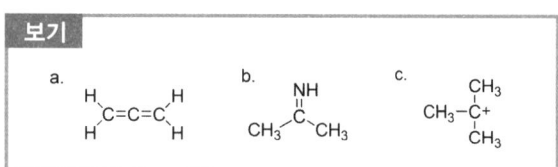

① a ② b ③ c
④ b, c ⑤ a, b, c

11
다음 진술 중 옳은 것은? (정답 2개)

① 탄소-탄소 간의 결합길이는 acetylene이 ethylene보다 길다.
② acetylene에서의 C-H 결합의 세기는 ethane에서의 C-H 결합의 세기보다 강하다.
③ acetylene에서의 탄소-탄소 간의 결합길이는 ethane에서의 결합길이보다 짧다.
④ ethylene과 acetylene의 분자 구조는 모두 평면삼각형이다.
⑤ 다른 물질과의 반응성 순서는 ethane > ethylene > acetylene 이다.

03 • 궤도함수

12
C_2H_4(ethene) 분자에서 σ 결합과 π 결합의 수는 각각 몇 개인가?

① 5개, 1개 ② 4개, 2개 ③ 3개, 3개
④ 2개, 4개 ⑤ 1개, 5개

13
다음 중 2개의 π 결합을 하고 있는 화합물은?

① 에틸렌 ② 아세틸렌 ③ 에탄
④ 벤젠   ⑤ 나프탈렌

14
벤젠(C_6H_6) 분자에는 시그마 결합이 몇 개 있는가?

① 6개   ② 9개   ③ 12개
④ 14개 ⑤ 16개

15
CS_2 분자에 존재하는 σ, π 결합의 숫자들은?

① 2σ, 2π ② 2σ, 4π ③ 2σ
④ 4σ ⑤ 2σ, 3π

03 · 궤도함수

16
다음 중 2개의 π 결합을 가지는 화합물은 어느 것인가?

① C_2H_6 ② HCN   ③ NO_3^-
④ C_2H_4 ⑤ C_6H_6

17
CH_3NCO 분자에서 σ 결합과 π 결합은 각각 몇 개인가?

① 7, 1   ② 6, 2   ③ 5, 2
④ 4, 3   ⑤ 3, 3

04 • 탄소의 혼성

18
혼성과 구조와 관련된 다음 설명 중 옳은 것은?

① ethane은 sp^3 혼성 탄소와 평면삼각형의 구조를 갖는다.
② ethane은 sp^3 혼성 탄소와 정사면체 구조를 갖는다.
③ ethane은 sp^2 혼성 탄소와 정사면체 구조를 갖는다.
④ ethane은 sp^2 혼성 탄소와 평면삼각형 구조를 갖는다.
⑤ ethane은 sp 혼성탄소와 선형구조를 갖는다.

19
다음 중 s 오비탈 성질을 가장 많이 포함하는 혼성화 탄소를 가지고 있는 화합물은?

① Cycloalkane ② Alkyne ③ Alkene
④ Alkane ⑤ Cycloalkene

20
다음 중 sp^3 혼성 오비탈을 포함하지 않는 화합물은?

① C_2H_2 ② CH_4 ③ C_2H_6
④ CH_3CN ⑤ CH_3CCH

21
다음 중 $sp^2 - sp^2$ 시그마 결합을 지닌 것은?

① C_2H_4 ② C_2H_6 ③ HCN
④ CH_3OH ⑤ C_2H_2

04 • 탄소의 혼성

22
다음 물질 중 sp^2와 sp 혼성궤도의 중첩으로 이루어진 물질은?

① CH_2CH_2
② $CH_2 = C = CH_2$
③ CH_3CH_3
④ $CHCH$
⑤ $CH_3 - C \equiv CH$

23
sp 혼성궤도함수를 가진 분자는?

① $CH_2 = CHCH_3$
② $CH_3CH_2CH_3$
③ benzene
④ $CH_2 = CHCH = CH_2$
⑤ $CH_2 = C = CH_2$

24
다음 중 중심원자의 sp^2 혼성화가 기대되는 것은?

① PCl_5
② SO_2
③ CCl_4
④ C_2H_2
⑤ CO

25
BF_3는 NH_3와 반응하여 배위결합을 형성하면서 다음과 같은 삼플루오르화붕소암모늄을 형성한다. 이 때 B의 혼성으로 옳은 것은?

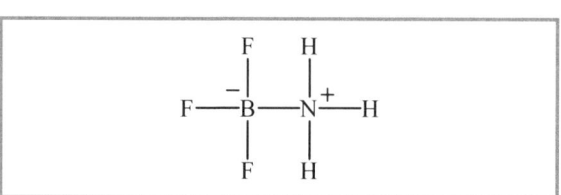

① s
② p
③ sp
④ sp^2
⑤ sp^3

26

비타민 C의 구조는 다음과 같다. 비타민 C에 관한 설명 중 옳지 <u>않은</u> 것은?

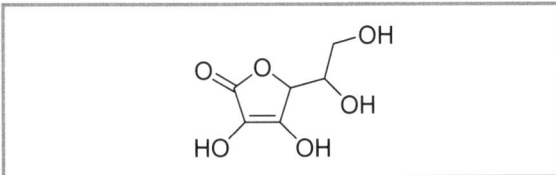

① 2개의 π 결합을 지닌다.
② 1개의 sp^2 혼성 산소가 있다.
③ 3개의 sp^2 혼성 탄소가 있다.
④ 알데하이드로 분류될 수 있다.
⑤ 하이드록시기에 의한 수소결합으로 끓는점은 매우 높다.

28

다음 주어진 각 화합물의 구조에서 화살표가 가르키는 원자의 혼성을 결정한 것 중 옳은 것은?

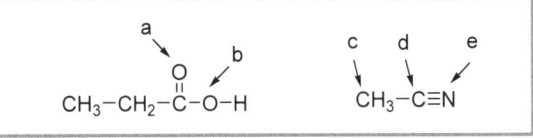

① 산소 원자 a는 sp^3 혼성을 하고 있다.
② 산소 원자 b는 sp^2 혼성을 하고 있다.
③ 탄소 원자 c는 sp^2 혼성을 하고 있다.
④ 탄소 원자 d는 sp 혼성을 하고 있다.
⑤ 질소 원자 e는 sp^2 혼성을 하고 있다.

27

다음은 요소의 구조를 나타낸 것이다.

$$H_2N-\underset{\underset{O}{\parallel}}{C}-NH_2$$

요소의 구조에서 탄소의 혼성과 결합각으로 바르게 짝지어진 것은?

	혼성	결합각
①	sp	180°
②	sp^2	120°
③	sp^3	109.5°
④	sp^3	107°
⑤	sp^3	104.5°

29

다음 화합물에서 화살표가 지시하는 원자 a, b, c의 혼성으로 옳은 것끼리 짝지어진 것은?

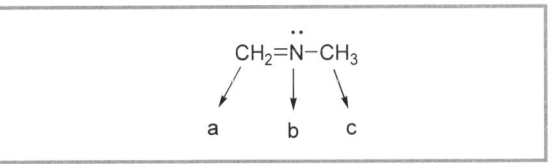

① a : sp^2, b : sp^2, c : sp^2
② a : sp^2, b : sp^3, c : sp^3
③ a : sp , b : sp^2, c : sp^3
④ a : sp^2, b : sp^2, c : sp^3
⑤ a : sp^3, b : sp^3, c : sp^3

04 · 탄소의 혼성

30

다음 〈보기〉의 화합물 중 sp^2 혼성 탄소를 가지고 있는 것은?

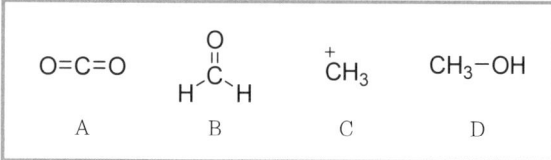

① A, B ② B, C ③ C, D
④ A, D ⑤ B, D

31

다음 화합물의 혼성과 관련된 설명으로 옳은 것은?

$$\overset{+}{C}H_2-C\equiv N:$$

① 두 탄소원자 사이의 σ 결합은 sp^2 혼성 원자 사이에서 형성된다.
② 탄소와 질소원자 사이의 σ 결합은 sp^2 혼성 탄소와 sp 혼성 질소 사이에서 형성된다.
③ 두 탄소원자 사이의 σ 결합은 sp^3 혼성 탄소와 sp 혼성 탄소 사이에서 형성된다.
④ 질소의 비공유전자쌍은 sp^3 혼성 오비탈 속에 있다.
⑤ 탄소와 질소원자 사이의 σ 결합은 sp 혼성 탄소와 sp 혼성 질소 사이에서 형성된다.

05 • 극성 공유결합과 쌍극자 모멘트

32
다음에 제시된 화합물의 이중결합에서 결합에너지가 가장 큰 것은?

① $H_2C = CH_2$ ② $H_2C = O$ ③ $H_2C = NH$
④ $Cl_2C = S$ ⑤ $CH_2 = PPh_3$

33
다음에 제시된 화합물은 모두 비극성분자이다. 이들 중 결합의 극성이 가장 큰 화합물은?

① CH_4 ② CBr_4 ③ CO_2
④ CS_2 ⑤ CI_4

34
다음에 제시된 화합물 중 쌍극자모멘트가 가장 큰 것은?

① $O=C=O$ ② $S=C=O$ ③ $S=C=S$
④ O_2 ⑤ O_3

35
다음 〈보기〉의 분자 중 극성인 것은?

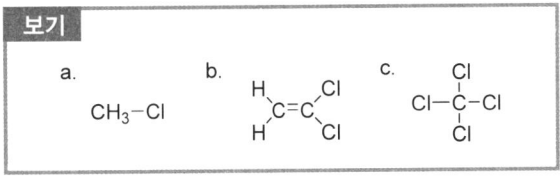

① a   ② b   ③ c
④ a, b   ⑤ b, c

06 • 형식전하

[36~37] 다음 물음에 답하시오.

```
H-C̈-H      H-Ċ-H      H-C-H      H-C̈-H
  |          |          |
  H          H          H
  A          B          C          D
```

36
위의 주어진 화학종에서 탄소의 형식전하가 '0'인 것은?
① A와 B ② A와 C ③ A와 D
④ B와 C ⑤ B와 D

37
위의 주어진 화학종에서 탄소의 형식전하가 '+1'인 것은?
① A ② B ③ C
④ D ⑤ 정답 없음

[38~39] 다음 물음에 답하시오.

```
:N≡N:    :C≡C:    :C≡N:    :C≡O:
  A        B        C        D
```

38
위의 주어진 화학종에서 전체 형식전하가 '-1'인 것은?
① A ② B ③ C
④ D ⑤ 정답 없음

39
위의 주어진 화학종에서 전체 형식전하가 '-2'인 것은?
① A ② B ③ C
④ D ⑤ 정답 없음

40

다음 주어진 화합물에서 형식전하를 옳게 표시한 것은?

$$:\ddot{O}=N=CH_2 \quad :\ddot{\ddot{O}}-\underset{+}{N}-CH_2$$
A   B

$$:\underset{..}{\overset{-}{\ddot{O}}}-N=CH_2 \quad :\ddot{\ddot{O}}-\underset{+}{N}-CH_2$$
C   D

① A ② B ③ C
④ D ⑤ 정답 없음

41

다음 주어진 구조식 중 공유전자쌍이나 비공유전자쌍 또는 형식전하의 표기가 잘못된 것은?

$$H_3C-\ddot{N}=C=\ddot{\ddot{S}}: \quad H_2C-N\equiv N:$$
A   B

$$H_2C=C=\ddot{\ddot{O}}: \quad H_3C-\overset{+}{C}\equiv N-\overset{..}{\underset{..}{\ddot{O}}}^{-}$$
C   D

① A ② B ③ C
④ D ⑤ 정답 없음

42

다음 주어진 화학종에 대한 설명으로 옳지 <u>않은</u> 것은?

$$H-\ddot{C}=N=\ddot{O}: \quad H-C\equiv N-\ddot{\ddot{O}}:$$
A   B

$$H-C\equiv N=\ddot{O}: \quad H-C\equiv N-\ddot{O}:$$
C   D

① 탄소에 양전하를 지니는 구조식은 D이고, 탄소에 음전하를 지니는 구조식은 A 이다.
② 질소에 양전하를 지니는 구조식은 A와 B이고, 질소에 음전하를 지니는 구조식은 없다.
③ 산소에 양전하를 지니는 구조식은 없고, 산소에 음전하를 지니는 구조식은 B와 D 이다.
④ A, B, C, D 모두 전기적으로 중성이다.
⑤ 가장 안정한 구조식은 B이고, 가장 불안정한 구조식은 D 이다.

06 · 형식전하

43
다음 화합물에서 B와 O, F 원자의 형식전하를 옳게 짝지어 놓은 것은?

$$\begin{array}{c} :\ddot{\underset{..}{Cl}}:CH_3 \\ :\ddot{\underset{..}{F}}-B-\ddot{O}: \\ :\ddot{\underset{..}{Cl}}:CH_3 \end{array}$$

① B: +1, O: +1, F: 0
② B: −1, O: −1, F: 0
③ B: +1, O: −1, F: +1
④ B: −1, O: +1, F: 0
⑤ B: +1, O: +1, F: −1

44
다음 화합물에서 왼쪽에서 오른쪽으로 수소를 제외한 모든 원자의 형식전하를 옳게 짝지어 놓은 것은?

$$\begin{array}{c} H \\ | \\ H-C-N\equiv C-\ddot{\underset{..}{O}}: \\ | \\ H \end{array}$$

① C: 0, N: −1, C: +1, O: 0
② C: 0, N: −1, C: +1, O: −1
③ C: 0, N: −1, C: 0, O: −1
④ C: 0, N: +1, C: 0, O: −1
⑤ C: 0, N: +1, C: −1, O: 0

45
다음 화합물 중 화살표로 표시된 원자의 형식전하가 +1인 것은?

① $CH_2=\underset{\uparrow}{\ddot{N}}-\ddot{\underset{..}{N}}:$

② $H-\underset{\uparrow}{\ddot{C}}=CH_2$

③ $H-\underset{\uparrow}{C}=CH_2$

④ $H-\underset{\uparrow}{\ddot{C}}-H$

⑤ $\underset{\uparrow}{H-\underset{..}{N}}-\overset{H}{O}-H$

46
다음 중 형식전하가 +1인 탄소원자를 포함하고 있는 화학종을 고른 것은?

① $H-\overset{H}{\underset{H}{C}}-\overset{H}{\underset{H}{C}}-H$

② $H-\ddot{C}=\overset{H}{\underset{H}{C}}-H$

③ $H-C\equiv C:$

④ $\overset{H}{\underset{H}{C}}=N\overset{CH_3}{\underset{CH_3}{}}$

⑤ $H-\overset{H}{\underset{}{C}}-\overset{H}{\underset{H}{C}}-H$

47
다음 중 형식전하가 -1인 탄소원자를 포함하고 있는 화학종을 고른 것은?

① H−C≡C−H

② H−C=C−H
         |
         H

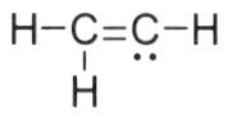

③ H−C̈−H

④ H−Ċ−H
        |
        H

⑤ H₂C=C=CH₂

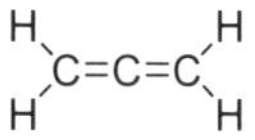

48
다음 중 형식전하가 +1인 산소원자를 포함하고 있는 화학종을 고른 것은?

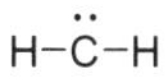

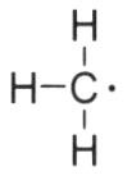

① CH₃−Ö−CH₃

② CH₃−C(OH)−CH₃

③ CH₃−CH₂−Ȯ·

④ CH₃−C(=O)−Ö:

⑤ CH₃−N=O

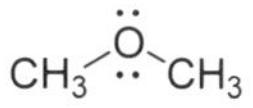

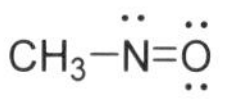

49
다음 중 형식전하가 +1인 탄소원자를 포함하고 있는 화학종을 고른 것은?

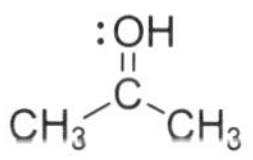

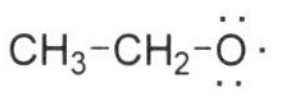

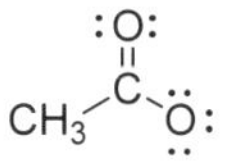

① H−C≡C:

② H₂C=N(CH₃)₂

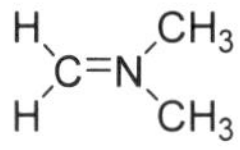

③ H−CH−CH−CH₃
           |
           OH

④ cyclohexyl−CH₂

⑤ H−C̈=C−H
         |
         H

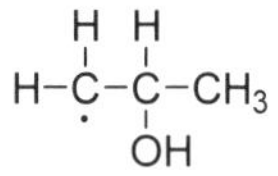

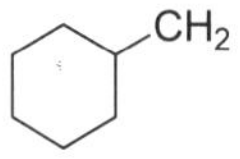

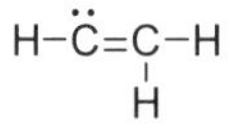

07 · 공명구조

50
다음 〈보기〉 중 비편재화 되지 않는 것은?

보기
- ㄱ. $CH_2=CH_2$
- ㄴ. CO_3^{2-}
- ㄷ. NO_3^-
- ㄹ. $CH_2=CH-CH_2-CH=CH_2$
- ㅁ. $C_6H_5-CH=CH_2$

① ㄱ, ㄴ ② ㄱ, ㄷ ③ ㄱ, ㄹ
④ ㄴ, ㄹ ⑤ ㄴ, ㅁ

51
다음 주어진 두 구조식 중 공명구조로 짝지어진 것은 어느 것인가?

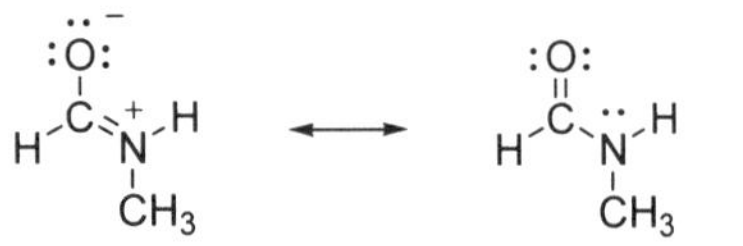

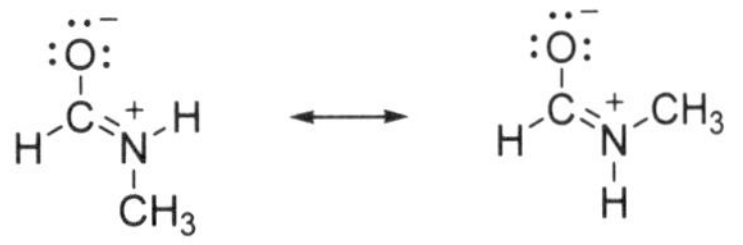

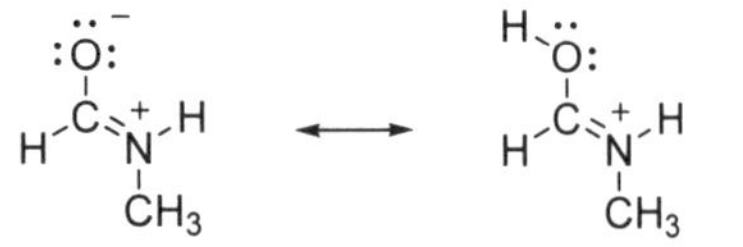

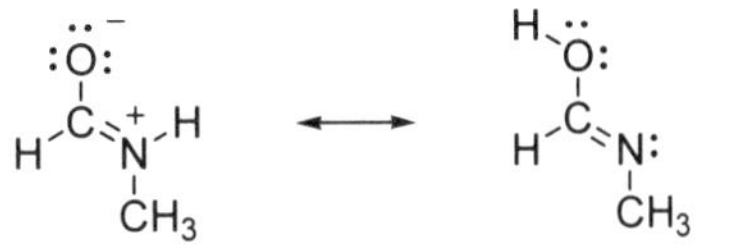

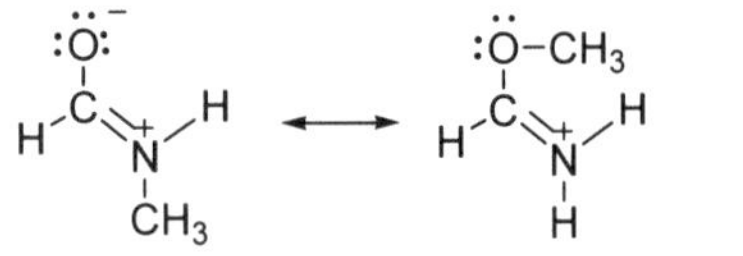

52
다음 〈보기〉 중 주어진 화합물의 관계를 설명한 것 중 옳은 것은?

① 서로 공명구조 관계에 있는 화합물은 a와 b 이다.
② 구조 이성질체 관계에 있는 화합물은 b, c, e 이다.
③ 기하 이성질체 관계에 있는 화합물은 d와 e 이다.
④ 서로 공명구조 관계에 있는 화합물은 f 이다.
⑤ a는 구조 이성질체 관계에 있다.

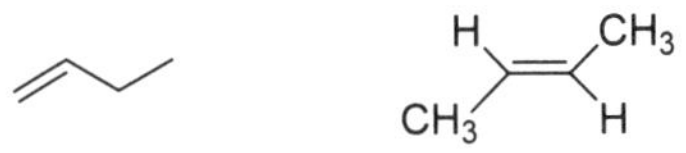

53

다음 공명 구조의 공명혼성을 옳게 표현한 것을 고른 것은?

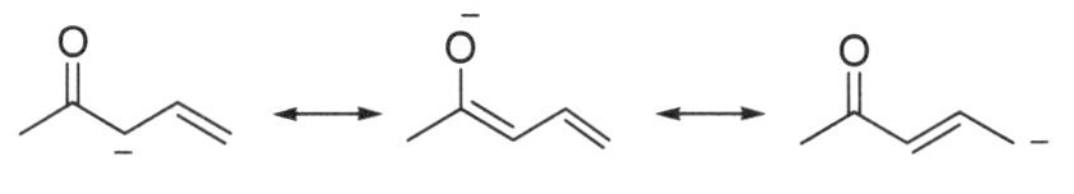

① 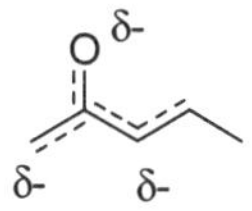
② 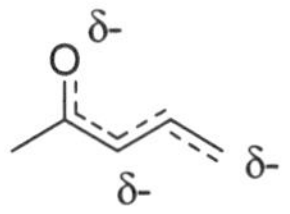
③ 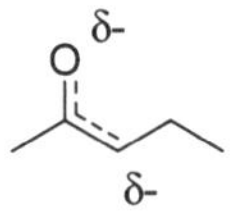
④ 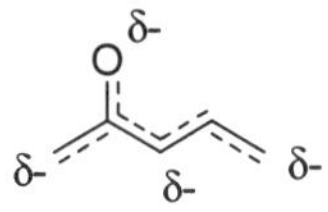
⑤

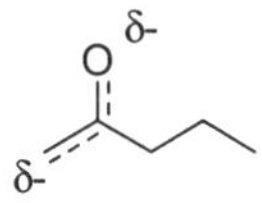

54

다음 주어진 각 화합물의 두 구조식의 관계를 정의한 것으로 옳은 것은?

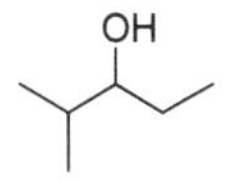

① (가)와 (나)는 서로 같은 분자식이 가지는 다른 화합물이다.
② (나)는 서로 다른 분자식을 가지는 서로 다른 화합물이다.
③ (다)는 서로 같은 분자식을 가지는 서로 다른 화합물이다.
④ (가)와 (다)는 서로 같은 분자식을 가지는 동일한 구조이다.
⑤ (가), (나), (다)의 각 화합물들은 서로 공명구조 관계에 있다.

08 · 브뢴스테드–로우리의 산과 염기, pK_a값, Lewis 산과 염기

55
다음 제시된 반응에 대한 설명으로 옳지 <u>않은</u> 것은?

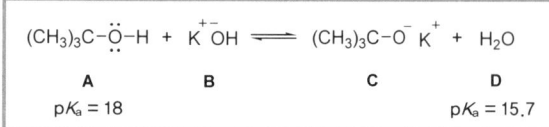

① 가장 강한 Brønsted-Lowry acid는 D이다.
② 가장 강한 Brønsted-Lowry base C이다.
③ A는 D보다 산성도가 크다.
④ B와 D는 짝산–짝염기 관계에 있다.
⑤ 위 반응의 평형은 역반응 쪽으로 치우친다.

56
다음 제시된 반응에서 평형을 바르게 표시한 것은?

① $H_2O + CH_3COO^-Na^+ \rightleftarrows NaOH + CH_3COOH$
② $CH_3CH_2O^- + NH_3 \rightleftarrows CH_3CH_2OH + NH_2^-$
③ $H-C{\equiv}C-H + OH^- \rightleftarrows H-C{\equiv}C{:}^- + H_2O$
④ $CH_3CH_2OH + Na^+H^- \rightleftarrows CH_3CH_2O^-Na^+ + H_2$
⑤ PhC(O)OH + PhO$^-$ ⇌ PhC(O)O$^-$ + PhOH

57
다음 주어진 자료와 관련된 내용 중 옳지 <u>않은</u> 것은?

Acid	structure	pK_a
phenol	Ph–OH	9.89
ethanol	CH_3CH_2OH	16.00
water	H_2O	15.74

① NaOH와 반응하여 deprotonation이 가장 잘되는 산은 페놀이다.
② 페놀과 hydroxy 음이온(염기)을 반응시키면 평형은 정반응으로 이동한다.
③ 가장 강한 짝염기를 가지는 산은 에탄올이다.
④ 가장 약한 짝염기를 가지는 산은 H_2O이다.
⑤ 페놀이 에탄올에 비해 훨씬 더 낮은 pK_a 값을 가지는 이유는 짝염기 음이온의 안정성과 관련이 있다.

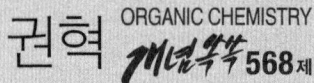

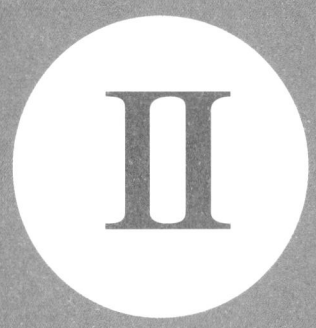

알케인과 사이클로알케인

01 알케인의 명명법

02 사이클로알케인의 명명법

03 이성질체

04 Newman 투영도와 형태 이성질체

05 사이클로알케인의 기하 이성질체

06 사이클로알케인의 형태

07 여러 고리 사이클로알케인

01 · 알케인의 명명법

1

다음 화합물의 이름을 IUPAC 명명법에 근거한 것은?

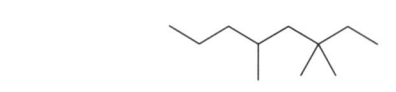

① 4,6-dimethyl-6-ethylheptane
② 2,4-dimethyl-2-ethylheptane
③ 3,3,5-trimethyloctane
④ isooctane
⑤ 4,6-dimethyl-6-isobutylpentane

2

다음 알케인의 IUPAC name은 무엇인가?

① 4-isopropyl-6-methyloctane
② 5-isopropyl-3-methyloctane
③ 3,6-dimethyl-5-propylheptane
④ 2,5-dimethyl-3-propylheptane
⑤ 2-ethyl-4-isopropylheptane

3

다음 화합물의 올바른 IUPAC name은 무엇인가?

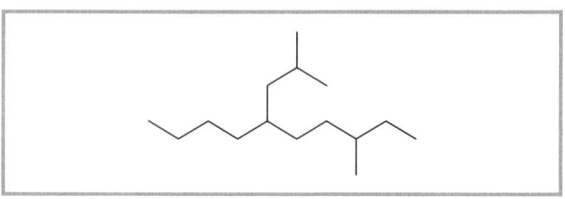

① 2-ethyl-5-isobutylnonane
② 5-sec-butyl-2-ethylnonane
③ 6-sec-butyl-3-methylnonane
④ 4-butyl-2,7-dimethylnonane
⑤ 6-isobutyl-3-methyldecane

4

다음 화합물 구조의 이름이 맞게 쓰인 것은?

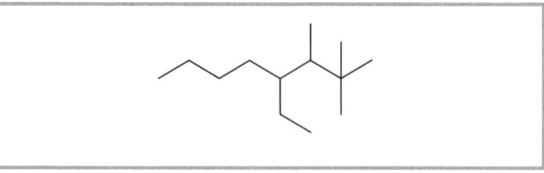

① 4-ethyl-2,2,3-trimethyloctane
② 5-ethyl-6,6,7-trimethyloctane
③ 4-ethyl-2,3-dimethyl-2-ethyloctane
④ 5-ethyl-2,3-dimethyl-2-ethyloctane
⑤ 5-ethyl-2,2,3-dimethyl-2-ethyloctane

5
다음 중 유기화합물의 명명이 잘못된 것은?

① ethanol
② 1-methylpropane
③ 2-methylpropane
④ 2-methylbutane
⑤ isopropyl alcohol

6
다음의 알칸(Alkanes)류 화합물 중 그 이름이 국제 순수 및 응용화학 연맹(IUPAC)의 명명법에 따라 바르게 명명된 화합물은?

① 1-methyl-2-ethylhexane
② cis-2,3-dimethyloctane
③ 2,3,4-trimethylheptane
④ 3,4-ethyldecane
⑤ trans-2,3-dimethylpentyne

7
4-ethyl-5,5-dimethyltridecane의 분자식으로 알맞은 것은?

① $C_{17}H_{34}$
② $C_{17}H_{35}$
③ $C_{17}H_{36}$
④ $C_{17}H_{37}$
⑤ $C_{17}H_{38}$

02 • 사이클로알케인의 명명법

8
다음 중 isobutylcyclopentane의 구조로 옳은 것은?

① [cyclopentane]—[cyclobutane]

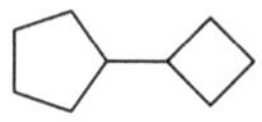

② [cyclopentane]—CH₂CH₂CH₂CH₃

③ [cyclopentane]—CH₂CHCH₃
　　　　　　　　　　　|
　　　　　　　　　　　CH₃

④ [cyclopentane]—CHCH₂CH₃
　　　　　　　　　|
　　　　　　　　　CH₃

⑤ [cyclopentane]—C(CH₃)₃

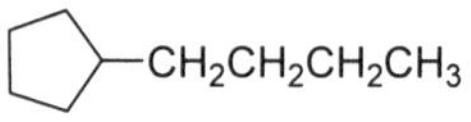

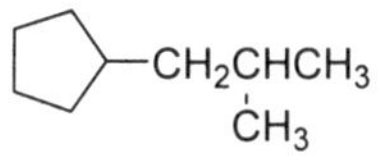

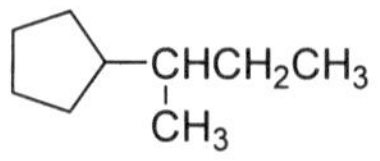

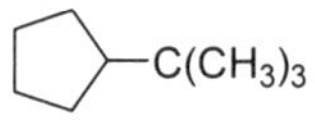

03 • 이성질체

9
다음 제시된 화합물의 이성질체가 존재한다고 가정할 때 가능한 이성질체의 IUPAC name은 무엇이 되겠는가?

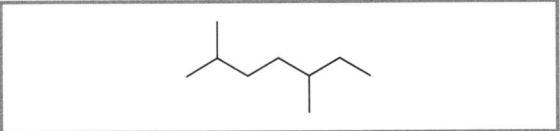

① 2-methylheptane
② 2,5-dimethylhexane
③ 2,2,3,4-tetramethylpentane
④ 2,5-dimethylcycloheptane
⑤ 2,5-dimethylheptane

10
octane의 이성질체가 존재한다면 IUPAC name은 무엇이 되겠는가?

① n-octane
② cyclobutylcyclobutane
③ cyclooctane
④ 2-methylheptane
⑤ 2-methyloctane

11
다음 중 구조 이성질체 관계에 있는 화합물끼리 올바르게 묶인 것은?

① butane과 cyclobutane
② cyclopentane과 methylcyclopentane
③ 3-methylpentane과 3-methylhexane
④ 2-methylpentane과 2,3-dimethylbutane
⑤ cyclobutane과 1,3-dimethylcyclobutane

12
다음 중 2차 혹은 3차 수소를 가지고 있지 않는 것은?

① isobutane   ② neoheptane   ③ isooctane
④ propane   ⑤ neopentane

03 • 이성질체

13
hexane(C_6H_{14})의 이성질체는 모두 몇 개인가?

① 3 ② 4 ③ 5
④ 6 ⑤ 7

14
어떤 화합물에 대한 분자식은 같지만 원자들의 배열방식이 달라서 물리적 특성이 다른 경우를 구조 이성질체(structural isomer)의 관계에 있다고 한다. 분자식이 C_7H_{16}인 유기 화합물에 대하여 가능한 구조 이성질체는 모두 몇 종류인가?

① 7 ② 8 ③ 9
④ 10 ⑤ 11

15
다음 〈보기〉의 화합물 중에서 이성질체의 관계에 있는 것만으로 모아 놓은 것은?

> 보기
> (A) n-pentane
> (B) 2-methylbutane
> (C) 2-methylpentane
> (D) n-hexane
> (E) 2,2-dimethylpropane

① (A), (B), (C)
② (B), (C), (D)
③ (A), (B), (E)
④ (A), (C), (D)
⑤ (C), (D), (E)

16
n-pentane(A), isopentane(B), neopentane(C)의 끓는점이 증가하는 순서로 옳게 배열된 것은?

① A, B, C ② C, B, A ③ B, C, A
④ B, A, C ⑤ C, A, B

04 • Newman 투영도와 형태 이성질체

17
다음 hexane의 이성질체 중 끓는점이 가장 높은 것은?

① CH₃–CH₂CH₂CH₂CH₂CH₃
② CH₃–CH–CH₂CH₂CH₃
　　　　CH₃
③ CH₃CH₂–CHCH₂CH₃
　　　　　CH₃
④ CH₃CH₂–C(CH₃)₂–CH₃
⑤ CH₃–CH–CH–CH₃
　　　CH₃ CH₃

18
다음 중 cis, trans 이성질체로서 존재가 가능한 것은?

a. 1,2-dichlorocyclopropane
b. 1,2-dichlorobenzene
c. 1,4-dichlorocyclohexane
d. 1,1-dichlorocyclopentane

① a   ② a, b   ③ a, c
④ b, c   ⑤ b, c, d

19
다음 제시된 화합물의 IUPAC name으로 옳은 것은?

① 2-isopropylbutane
② 2-methyl-2-isopropylpropane
③ 1,2-dimethyl-1-isopropylethane
④ 2,3-dimethylpentane
⑤ 1,1,2,3-tetraethylpropane

20
다음 화합물의 IUPAC 명은 무엇인가?

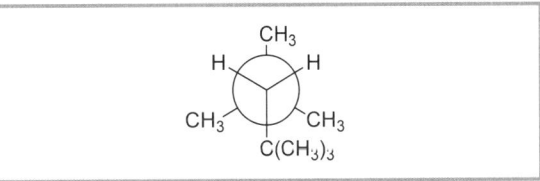

① 1,1,1,3,3,3-hexamethylpropane
② 1,2-di-tert-butylethane
③ 1-tert-butyl-2,2-dimethylpropane
④ 2,2,4,4-tetramethylpentane
⑤ 2-tert-butyl-1,1,1-trimethylethane

04 Newman 투영도와 형태 이성질체

21
다음 제시된 Newman projection에서 butane의 고우시 이형태체는 무엇인가?

① ② ③ ④ ⑤

22
다음 제시된 Newman projection에서 butane의 anti conformation은 무엇인가?

① ② ③ ④ ⑤

23
다음 제시된 Newman projection에서 2,2-dimethylpropane으로 옳은 것은?

① ② ③ ④ ⑤

24

다음 중 methyl group과 chlorine이 서로 anti 배열을 이루고 있는 화합물은?

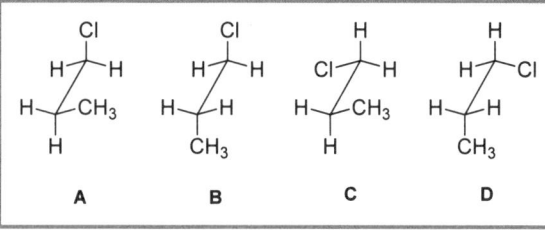

① A, B ② A, C ③ A, D
④ B, C ⑤ B, D

25

다음 중 methyl group과 chlorine이 서로 고우시 배열을 이루고 있는 화합물은?

① A, B ② A, C ③ A, D
④ B, C ⑤ B, D

05 사이클로알케인의 기하 이성질체

26
다음 중 cis-1,2-dimethylcyclobutane의 구조 이성질체로 옳은 것은?

① cis-1,2-dimethylcyclopropane
② trans-1,2-dimethylcyclopropane
③ 1,1-dimethylcyclobutane
④ trans-1,2-dimethylcyclobutane
⑤ 2,2-dimethylbutane

27
다음 중 cis-1,2-dimethylcyclopentane의 입체 이성질체로 옳은 것은?

① methylcyclohexane
② 1,1-dimethylcyclopentane
③ trans-1,2-dimethylcyclopentane
④ cis-1,3-dimethylcyclopentane
⑤ trans-1,3-dimethylcyclopentane

28
다음 제시된 화합물 사이의 관계를 옳게 진술한 것은?

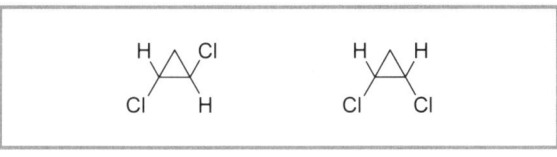

① 두 화합물은 서로 같은 화합물이다.
② 두 화합물은 같은 화합물의 서로 다른 이형태체이다.
③ 두 화합물은 구조 이성질체 관계에 있다.
④ 두 화합물은 입체 이성질체 관계에 있다.
⑤ 두 화합물은 공명구조 관계에 있다.

29
dimethylcyclobutane의 총 이성질체의 개수는?

① 3개 ② 4개 ③ 5개
④ 6개 ⑤ 7개

06 • 사이클로알케인의 형태

[30~31] 물음에 답하시오.

30
다음 주어진 화합물에 대한 설명으로 옳은 것은?

① Br, Cl과 CH_3는 서로 cis 관계에 있다.
② Br은 Cl과는 trans, and CH_3와는 cis 관계에 있다.
③ Br은 Cl과는 cis, CH_3와는 trans 관계에 있다.
④ Br은 Cl과 CH_3 모두와 trans 관계에 있다.
⑤ Br은 Cl과는 gauche, CH_3와는 cis 관계에 있다.

31
위 화합물에 대한 설명으로 옳은 것은?

① Br과 gauche 관계에 있는 것은 Cl 뿐이다.
② Br은 Cl, CH_3 모두와 gauche 관계에 있다.
③ Br은 Cl, CH_3 모두와 anti 관계에 있다.
④ Br은 Cl과는 trans, CH_3와는 cis 관계에 있다.
⑤ Br과 anti 관계에 있는 것은 Cl 뿐이다.

32
myo-Inositol은 다음과 같은 구조를 가지는 화합물이다. myo-inositol과 화합물 X의 관계를 진술한 것 중 옳은 것은?

① 화합물 X의 구조는 myo-inositol의 가장 안정한 형태이다.
② 화합물 X의 구조는 myo-inositol의 가장 불안정한 형태이다.
③ 화합물 X의 구조는 myo-inositol의 공명구조이다.
④ 화합물 X는 myo-inositol과 구조 이성질체의 관계에 있다.
⑤ 화합물 X는 myo-inositol과 stereoisomer의 관계에 있다.

06 • 사이클로알케인의 형태

33

trans-1,4-dimethylcyclohexane의 가장 낮은 에너지를 갖는 conformation은 다음 중 어느 것인가?

① H₃C—[cyclohexane]—CH₃ (with H's)

② CH₃—[cyclohexane]—CH₃

③ H—[cyclohexane]—CH₃ / CH₃

④ H₃C—[cyclohexane]—CH₃ / H

⑤ 위 구조 중 적어도 두 가지 이상이 안정한 구조이다.

34

trans-1-Isopropyl-3-methylcyclohexane의 가장 안정한 chair 구조인 것은?

① H₃C—[cyclohexane]—H, H₃C—CH—CH₃

② H—[cyclohexane]—H, CH₃, H₃C—CH—CH₃

③ H₃C—[cyclohexane]—HC(CH₃)₂

④ H—[cyclohexane]—HC(CH₃)₂, CH₃

⑤ 위 구조 중 적어도 두 가지 이상이 안정한 구조이다.

35

다음 제시된 화합물 중 cis-1-tert-butyl-4-methylcyclohexane의 가장 안정한 구조는 어느 것인가?

① C(CH₃)₃ / H—[cyclohexane]—H / CH₃

② (CH₃)₃C—[cyclohexane]—CH₃ / H

③ C(CH₃)₃ / H₃C—[cyclohexane]—H

④ H₃C—[cyclohexane]—C(CH₃)₃ / H

⑤ (CH₃)₃C—[cyclohexane]—CH₃ / H

36

trans-1-isopropyl-2-methylcyclohexane의 가장 안정한 구조는?

① [cyclohexane with H axial up, CH(CH₃)₂ equatorial, CH₃ axial down]

② [cyclohexane with H axial up, CH(CH₃)₂ equatorial, CH₃ equatorial, H axial down]

③ [cyclohexane with CH(CH₃)₂ axial up, H equatorial, CH₃ axial down]

④ [cyclohexane with CH(CH₃)₂ axial up, CH₃ equatorial, H axial down]

⑤ [cyclohexane with CH₃ axial up, CH(CH₃)₂ equatorial, H axial down]

37

다음 〈보기〉 중 더 안정한 이성질체들은 어느 것인가?

보기
(가) cis 또는 trans 1,4-dimethylcyclohexane
(나) cis 또는 trans 1,3-dimethylcyclohexane

① (가)의 cis와 (나)의 cis
② (가)의 cis와 (나)의 trans
③ (가)의 trans와 (나)의 cis
④ (가)의 trans와 (나)의 trans
⑤ 모두 안정도가 같다.

38

다음 화합물 중 methyl groups이 서로 cis로 배열되어 있는 것은 어느 것인가?

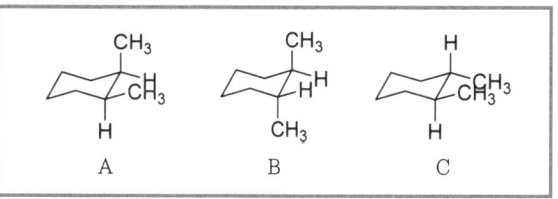

① A   ② B   ③ C
④ A, B   ⑤ A, C

06 • 사이클로알케인의 형태

39

다음 중 ring-flips에 의한 고리 반전 구조로 바르게 짝지어진 것은?

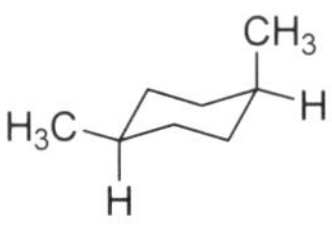

A, 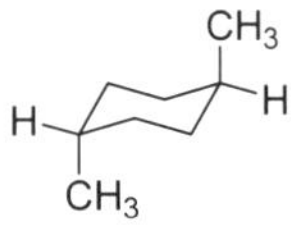 B, 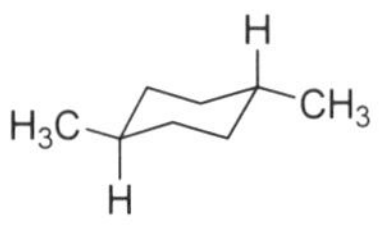 C 구조

① A 와 B
② A 와 C
③ B 와 C
④ A, B, C 모두 고리반전 구조이다.
⑤ A, B, C 모두 고리반전 구조가 아니다.

40

다음 주어진 두 구조의 관계는 무엇인가?(정답 2개)

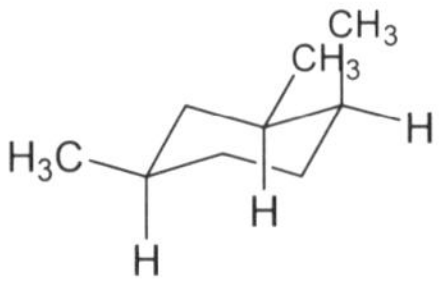

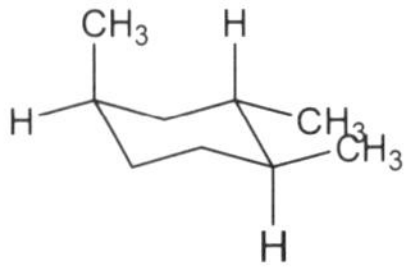

① 입체 이성질체
② 구조 이성질체
③ 기하 이성질체
④ 동등한 구조
⑤ 이형태체

41

다음 화합물 중 가장 안정한 구조는 어느 것인가?

① 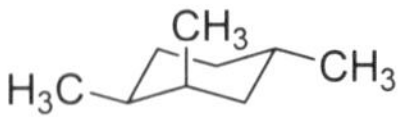
② 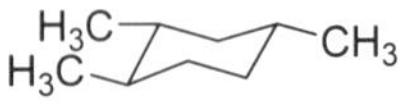
③ 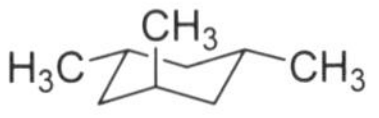
④ 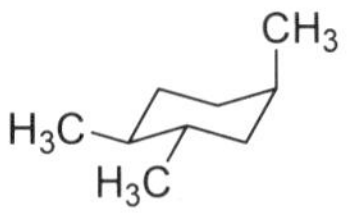
⑤

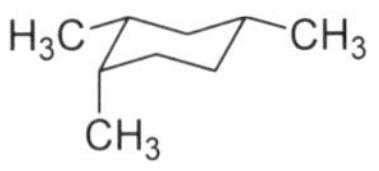

42

다음 주어진 화합물 중 모든 methyl group이 서로 cis 위치에 배열되어 있는 것은?

① 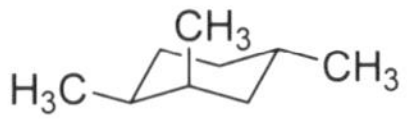
② 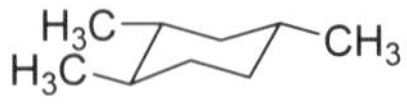
③ 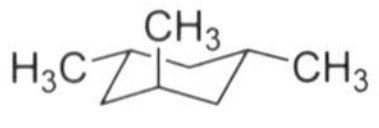
④ 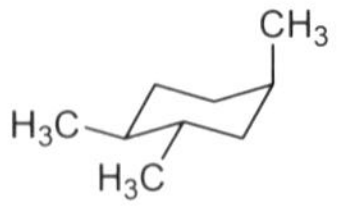
⑤

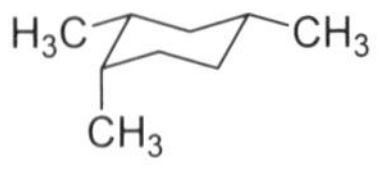

07 • 여러 고리 사이클로알케인

43
다음 주어진 화합물에서 모든 methyl group이 서로 cis로 배열되어있는 가장 안정한 구조에 대한 설명으로 옳은 것은?

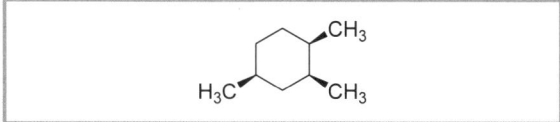

① 모든 methyl groups은 axial로 배열된다.
② 모든 methyl groups은 equatorial로 배열된다.
③ methyl group이 equatorial로 배열되는 탄소는 1번 탄소와 2번 탄소이다.
④ methyl group이 equatorial로 배열되는 탄소는 1번 탄소와 4번 탄소이다.
⑤ methyl group이 equatorial로 배열되는 탄소는 2번 탄소와 4번 탄소이다.

44
다음 구조 중 이성질체로 짝지어진 것은?

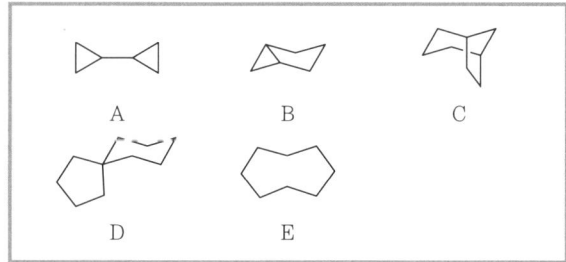

① A and B
② B and C
③ C and E
④ D and E
⑤ none are isomers

45
다음 화합물 중에서 생성열(Heat of Formation)이 작은 것부터 순차적으로 배열된 것은?

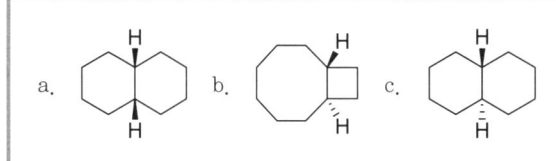

① a-c-b ② b-c-a ③ b-a-c
④ c-a-b ⑤ c-b-a

46
유기화합물의 형태(conformation)와 관련된 설명 중 가장 옳은 것은?

① 형태가 다른 두 화합물은 별개의 화합물로서 그 끓는점이 다르다.
② 1,2-dichloroethane의 cis form과 trans form은 형태 이성질체(conformational isomers)의 관계이다.
③ butane의 gauche form과 anti form은 그 에너지 준위가 동일하다.
④ cyclohexane의 boat form과 chair form은 그 형태가 다르다.
⑤ cyclohexane의 boat form은 chair form보다 안정하다.

권혁 ORGANIC CHEMISTRY 개념쏙쏙 568제

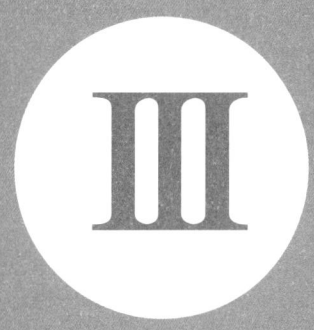

입체화학

01 거울상 이성질체

02 광학활성

03 메조 화합물

04 라세미 혼합물

05 부분 입체 이성질체

06 *R, S* 절대배열의 결정

07 알켄의 기하 이성질체

01 • 거울상 이성질체

1

다음 중 2개 이상의 카이랄 탄소를 가지고 있는 화합물로서 입체 이성질체이면서도 거울상이 <u>아닌</u> 것은?

① 광학 이성질체(optical isomer)
② 부분 입체 이성질체(diastereomer)
③ 기하 이성질체(geometric isomer)
④ 라세미 혼합물(racemic mixture)
⑤ 메조 화합물(meso compound)

2

이성질체(isomers)와 관련된 설명 중 가장 옳지 <u>않은</u> 것은?

① dimethyl ether와 ethanol은 구조 이성질체의 관계이다.
② 입체 이성질체는 구성원소들 사이의 연결성(connectivity)은 같으나 공간배열(spacial arrangement)이 다르다.
③ 기하 이성질체는 부분 입체 이성질체(diastereomers)에 속한다.
④ 모든 가능한 입체 이성질체의 수는 2^n개 이다. (n은 입체중심의 수)
⑤ 거울상 이성질체는 구조 이성질체에 속한다.

3

다음의 입체 이성질체에 대한 설명 중 올바른 것은?

① 3개의 chiral centers를 가지는 화합물의 입체 이성질체의 수는 최대 8개이다.
② D형은 (+)-광학활성이고, L형은 (−)-광학활성이다.
③ 거울상 이성질체는 분광학적 성질은 같고 물리적 성질은 다르다.
④ Diastereomer간에는 분광학적 성질은 다르고 물리적 성질만 같다.
⑤ 메조 화합물은 물리적 성질이 같고 화학적 성질은 다르다.

4

다음 주어진 반응에 따라 알켄이 금속촉매 수소화 반응에 의해 알칸으로 전환 되었을 때 알켄의 광학회전에 어떤 현상이 나타나는지 가장 잘 묘사한 것은?

$$CH_3CH_2\underset{CH=CH_2}{\overset{H}{-}}CH_3 \xrightarrow[Ni]{H_2} CH_3CH_2\underset{CH_2CH_3}{\overset{H}{-}}CH_3$$

① 광회전도가 증가한다.
② 광회전도는 '0'이 된다.
③ signal이 변한다.
④ 광회전도는 같은 상태로 머무른다.
⑤ 예측할 수 없다.

5

다음 화합물 중 chiral center를 가지는 것은?

① 1,1-dibromopropane
② 1,2-dibromopropane
③ 1,3-dibromopropane
④ 2,2-dibromopropane
⑤ 2-bromo-2-chloropropane

7

다음 alkaloid morphine이 가지는 입체중심 탄소는 모두 몇 개인가?

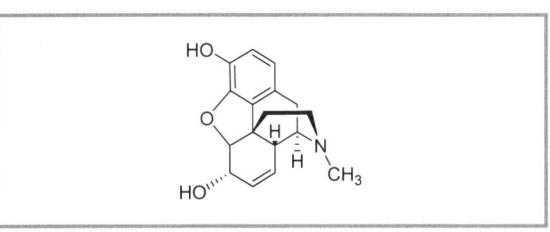

① 3개   ② 4개   ③ 5개
④ 6개   ⑤ 7개

6

다음의 화합물 중 카이랄 중심이 없는 것은?

① 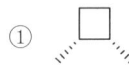   ②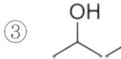

③ 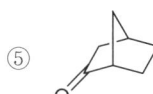   ④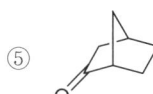

⑤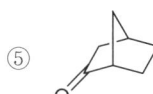

8

2,2,4-trimethylpentane[$(CH_3)_2CHCH_2C(CH_3)_3$]의 수소원자 1개를 염소원자로 치환한 화합물에는 이성질체가 몇 가지 존재하는가? (단, 광학 이성질체도 포함한다.)

① 3가지   ② 4가지   ③ 5가지
④ 6가지   ⑤ 8가지

01 • 거울상 이성질체

9
다음 중 광학 이성질체를 가지는 것은?(정답 2개)

① 3-chloropentane
② 3-methylhexane
③ 1-bromo-2-chloroethane
④ bromocyclobutane
⑤ 3-hydroxyhexane(=3-hexanol)

10
다음 중 광학 이성질체가 없는 것은?(정답 2개)

① 2-aminopropane
② 2-butanol
③ 2-hydroxymethylcyclohexanol
④ 3-methylheptane
⑤ 3-methylpentane

11
다음 화합물 중 광학 이성질현상을 보여주는 것은 어느 것인가?

① dichloromethane
② 1,2-dichloroethane
③ bromochlorofluoromethane
④ chloroform
⑤ tetrachloromethane

12
다음 화합물들 중 광학 이성질현상을 보여주는 것은 어느 것인가?

① 2-bromo-2-chlorobutane
② 2-methylpropane
③ 2,2-dimethyl-1-butanol
④ 2,2,4-trimethylpentane
⑤ bromocyclobutane

13
다음 중 입체중심(stereogenic center)이 <u>없는</u> 화합물은?

① 2-butanol
② α-hydroxybutanal
③ 2-methylheptane
④ 2-hydroxymethylcyclohexanol
⑤ 2-pentanol

14
다음 〈보기〉 중 입체 중심(stereogenic center)을 갖고 있는 화합물은?

보기
ㄱ. 2-methylpentane
ㄴ. chlorocyclohexane
ㄷ. 3-methyl-2-butanol
ㄹ. 2-hydroxypropanoic acid

① ㄱ, ㄴ   ② ㄱ, ㄷ   ③ ㄴ, ㄹ
④ ㄷ, ㄹ   ⑤ ㄱ, ㄴ, ㄷ

15
카이랄(chiral) 탄소를 가지고 있는 분자는 어느 것인가?

① 2,2-dimethylbutanol
② benzyl alcohol
③ 2-propanol
④ 2-pentanone
⑤ sec-butylchloride

16
거울상 이성질체를 가지는 분자는?

① 1,1-dichlorobutane
② 1,4-dichlorobutane
③ 1-chlorobutane
④ 2-chlorobutane
⑤ benzaldehyde

01 • 거울상 이성질체

17
화합물 2,4-dimethylheptane에서 거울상 이성질체는 모두 몇 가지가 있는가?

① 2 가지　② 4 가지　③ 6 가지
④ 8 가지　⑤ 10 가지

18
다음 화합물 중 어느 것이 거울상 이성질체를 가지는가?

① Br—CH₂CH₂CH₂CH₃

② CH₃CH₂—CHCH₂CH₃
　　　　　|
　　　　　Br

③ CH₃CH₂—C(H)—CH₃
　　　　　|
　　　　　Br

④ CH₃—C=CHCH=CH₂
　　　|
　　　Br

⑤ H—C=C=C—H
　　|　　|
　　H　　H

19
다음 중 거울상 이성질체의 관계인 것은?

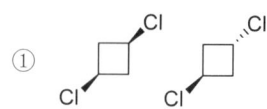

20

(R)-2-pentanol과 (S)-2-pentanol은 거울상 이성질체 관계에 있다. 다음 중 이들의 물리적 성질에 대한 설명으로 옳은 것은?

① 녹는점과 끓는점이 서로 다르다.
② 녹는점만 같다.
③ 평면편광을 회전방향이 서로 다르다.
④ 편광면을 회전시키는 각도가 서로 다르다.
⑤ 밀도, 용해도가 서로 다르다.

21

다음 중 광학 이성질현상을 갖는 화합물은 어느 것인가?

① $HOCH_2CH(OH)CH_2OH$
② CCl_2F_2
③ CCl_2BrF
④ $CH_3CH(OH)C_2H_5$
⑤ CH_2Cl_2

22

다음 중 광학적 활성을 보이지 않는 화합물은 어느 것인가?

① $CH_3CH(NH_2)CO_2H$
② $CH_3CH(OH)CHO$
③ $CH_3CH_2CH(OH)CH_3$
④ $CH_2(NH_2)CO_2H$
⑤ $CH_3CH_2CH(NH_2)CH_3$

23

다음 〈보기〉의 화합물 A와 B에 대한 설명으로 옳은 것은?

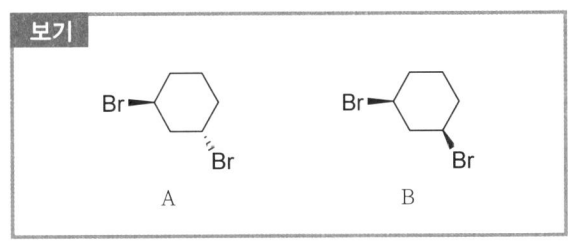

① A와 B는 분별 증류에 의해 분리될 수 없다.
② A와 B는 평면편광의 광회전도는 같으나 부호가 반대이다.
③ A와 B는 거울상 이성질체 관계에 있다.
④ A와 B는 모두 카이랄한 물질이다.
⑤ A와 B의 혼합물은 광학활성을 보인다.

02 • 광학활성

24
다음 분자들 중 편광면(plane of polarization)을 통과시켰을 때 편광면을 회전시키지 않는 화합물은 무엇인가?

① cis-1,2-dimethylcyclobutane
② $HOCH_2CH(OH)CHO$
③ 2,4-dimethylcyclohexanone
④ $HSCH_2CH(NH_2)COOH$
⑤ 2-bromo-2-fluorobutane

25
다음의 화합물 중 비대칭 탄소가 있어 광학적 활성을 가질 수 있는 화합물은?

① $CH_3CH(CH_2OCH_3)_2$
② $BrCH_2CO_2H$
③ $CH_3CH_2CHBrCH_3$
④ $CH_3CH=CHBr$
⑤ $CH_3CH_2C(CH_3)_2CH_2CH_2CH_3$

26
카이랄 중심이 존재하는 화합물은 다음 중 어느 것인가?

27
다음 〈보기〉에 주어진 화합물이 가지고 있는 입체중심의 개수를 바르게 짝지어 놓은 것은?

	a	b	c
①	1	2	3
②	1	3	2
③	2	1	2
④	3	1	2
⑤	3	2	1

28

다음 〈보기〉의 천연물로 존재하는 menthol의 구조에서 입체중심을 바르게 표시한 것은?

①   ②   ③   ④   ⑤

29

menthol의 가능한 입체 이성질체의 개수는 몇 개인가?

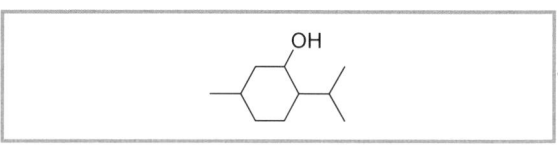

① 3개   ② 4개   ③ 5개
④ 6개   ⑤ 8개

30

다음 화합물은 몇 개의 입체 중심을 가지는가?

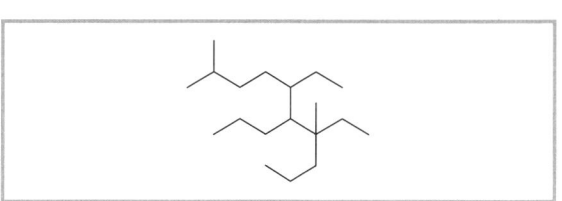

① 3개   ② 4개   ③ 5개
④ 6개   ⑤ 8개

02 • 광학활성

31
다음 화합물 중 *로 표시된 탄소 원자 중 비대칭 탄소 원자를 옳게 표현한 것은 어느 것인가? (정답 2개)

① H₃CHC=CHCHCH₃ (Cl 위, * 아래)

② (벤젠고리에 *CH₃)

③ (사이클로헥산에 *CH₃ 와 *Br)

④ CH₃CH₂*CHCH₂CH₃
   　　　OH

⑤ CH₃-CH—*C-CH₃
   　　CH₃ CH₃ (H 위)

32
거울상이 서로 포개어지지 않는 입체 이성질체를 enantiomer라 부른다. 다음 중에서 enantiomer가 존재할 수 없는 것은?

① H₃C,H / C=C=C / H,CH₃

② H—C(CH₃)(CO₂H)(NH₂)

③ 사이클로헥산에 OH, Br

④ 4-bromo benzyl alcohol

⑤ CHO / H—OH / H—OH / CH₂OH

33
화합물 A의 거울상 이성질체로 옳은 구조는 다음 중 어느 것인가?

　　Br，Cl
　　 C
　H／ ＼CH₃
　　　A

① H,Cl / C / H₃C,Br

② H,Br / C / Cl,CH₃

③ CH₃ / Cl—C—Br / H

④ Cl / H—C—CH₃ / Br

⑤ H,CH₃ / C / Cl,Br

34
화합물 A의 거울상 이성질체로 옳은 구조는 다음 중 어느 것인가?

① ② ③ ④ ⑤

35
다음 주어진 두 화합물은 어떤 관계에 있는가?

① 거울상 이성질체
② 부분 입체 이성질체
③ 구조 이성질체
④ 메조 화합물
⑤ 동일한 화합물의 다른 형태이다.

36
다음 주어진 두 화합물은 어떤 관계에 있는가?

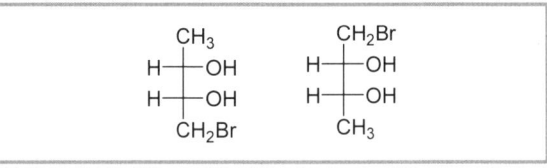

① 거울상 이성질체
② 부분 입체 이성질체
③ 구조 이성질체
④ 메조 화합물
⑤ 동일한 화합물의 다른 형태이다.

37
Fischer projections에 의해 다음과 같이 표현되는 두 화합물은 어떤 관계에 있는가?

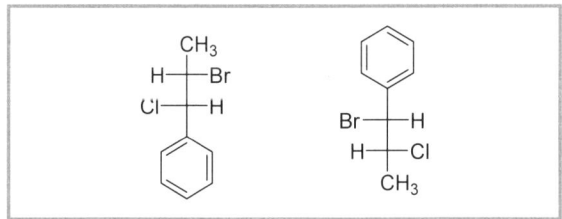

① 거울상 이성질체
② 부분 입체 이성질체
③ 구조 이성질체
④ 메조 화합물
⑤ 동일한 화합물의 다른 형태이다.

02 • 광학활성

38
2,3,4,5,6-pentachloro-1-hexanol의 입체 이성질체는 모두 몇 개인가?

① 4개　　② 8개　　③ 16개
④ 32개　　⑤ 64개

39
2-bromo-3-chloro-4-fluorohexane는 모두 몇 개인가?

① 4개　　② 8개　　③ 16개
④ 32개　　⑤ 64개

40
3-chloro-2-butanol에 대한 설명으로 옳은 것은?

① 총 2개의 입체 이성질체가 존재하고 두 입체 이성질체 모두 광학활성을 가진다.
② 총 3개의 입체 이성질체가 존재하고 모두 광학활성을 가진다.
③ 총 3개의 입체 이성질체가 존재하고, 이들 중 두 개는 광학활성을 지니고 나머지 하나는 비카이랄한 meso 형태이다.
④ 총 4개의 입체 이성질체가 존재하고 모두 광학활성을 가진다.
⑤ 총 4개의 입체 이성질체가 존재하고, 이들 중 두 개는 광학활성을 지니고 다른 두 개는 비카이랄한 meso 형태이다.

41
3-bromo-1-pentene에 대한 설명으로 옳은 것은?

① 총 2개의 입체 이성질체가 존재하고 두 입체 이성질체 모두 카이랄성을 갖는다.
② 총 3개의 입체 이성질체가 존재하고 이들 모두 카이랄성을 갖는다.
③ 총 3개의 입체 이성질체가 존재하고 이들 중 두 개는 카이랄성을 가지고, 하나는 비카이랄한 meso 형태이다.
④ 총 4개의 입체 이성질체가 존재하고 이들 모두 카이랄성을 갖는다.
⑤ 총 4개의 입체 이성질체가 존재하고 이들 중 두 개는 카이랄성을 가지고 또 다른 두 개는 비카이랄한 meso 화합물이다.

42

2-bromo-1,3-pentadiene에 대한 설명으로 옳은 것은?

① 총 2개의 입체 이성질체가 존재하고 두 입체 이성질체 모두 광학활성을 가진다.
② 총 2개의 입체 이성질체가 존재하고 두 입체 이성질체 모두 광학비활성이다.
③ 총 4개의 입체이 성질체가 존재하고, 이들 중 두 개는 광학활성을 지니고 두 개는 광학활성을 지니지 않는다.
④ 총 4개의 입체 이성질체가 존재하고 모두 광학활성을 가진다.
⑤ 총 4개의 입체 이성질체가 존재하고 모두 광학비활성이다.

43

다음 화합물에 대한 설명으로 옳은 것은?

$$HO\text{-CH}_2\text{-CHCl-CHCl-CH}_2\text{-OH}$$

① 총 2개의 입체 이성질체가 존재하고 두 입체 이성질체 모두 광학활성을 가진다.
② 총 3개의 입체 이성질체가 존재하고 모두 광학활성을 가진다.
③ 총 3개의 입체 이성질체가 존재하고 이 중 두 개는 광학활성을, 나머지 하나는 아카이랄한 메조 화합물이다.
④ 총 4개의 입체 이성질체가 존재하고 모두 광학활성을 가진다.
⑤ 총 4개의 입체 이성질체가 존재하고 이 중 두 개는 광학활성을, 나머지 두 개는 아카이랄한 메조 화합물이다.

44

다음 중 4개의 입체 이성질체를 가질 수 있는 화합물은 어느 것인가?

45

다음 화합물 중 가능한 입체 이성질체의 개수를 가장 많이 가지는 것은?

02 • 광학활성

46
다음 화합물 중 가능한 입체 이성질체의 개수를 가장 적게 가지는 것은?

① HO⌐Br / Cl (구조)
② Cl / Br / OH (구조)
③ Br / OH / Cl (구조)
④ Br / OH / Cl (구조)
⑤ Cl / Br / OH (구조)

47
다음 화합물의 가능한 입체 이성질체의 개수는?

(구조식: H₃C, H₃C, HO가 있는 피란 고리와 CH=CH-C(CH₃)₂-CH=CH₂ 곁사슬)

① 2개　② 4개　③ 6개
④ 8개　⑤ 16개

48
다음 제시된 화합물 A~D와 관련된 설명으로 옳은 것은?

(Fischer 투영식 A, B, C, D)

① A와 B가 같은 양이 존재하는 용액은 광학활성이다.
② C와 D가 같은 양이 존재하는 용액은 광학활성이다.
③ B와 C의 고유광회전도는 절대값은 같고 부호는 반대이다.
④ 화합물 A와 C는 거울상 이성질체 관계이다.
⑤ 화합물 A와 D는 부분 입체 이성질체 관계이다.

49
R enantiomer에 대한 〈보기〉의 설명 중 옳은 것을 모두 고른 것은?

보기
A. 우회전성인 (+)-rotation을 가진다.
B. 좌회전성인 (-)-rotation을 가진다.
C. 거울상으로 S enantiomer를 가진다.

① A　② B　③ C
④ A 와 C　⑤ B 와 C

50

다음 제시되어 있는 화합물 A~D에 대한 설명으로 옳은 것은?

① 화합물 A와 B의 절대입체배열은 각각 S, R이다.
② 화합물 A와 B가 같은 양으로 존재하는 혼합물은 광학활성을 지닌다.
③ 화합물 C는 광학활성을 가진다.
④ 화합물 D는 광학활성을 가진다.
⑤ 화합물 E는 광학활성을 가진다.

51

다음 제시된 화합물 중 stereogenic center가 S configuration을 갖는 것은?

52

다음 제시된 화합물 중 stereogenic center가 R configuration을 갖는 것은?

02. 광학활성

53
다음 화합물 중 stereogenic center가 R configuration을 갖는 것은?

①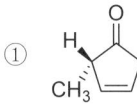

(cyclopentenone with H and CH₃)

② Br, CH₃ on cyclopentenone

③ Br, CH₃ on cyclopentene

④ Br, CH₃ on cyclopentadiene

⑤ Cl, H, Br on cyclopentadiene

54
다음 alkene 중 촉매수소화반응에 의해 카이랄 alkane으로 전환될 수 있는 것을 모두 고른 것은?

보기

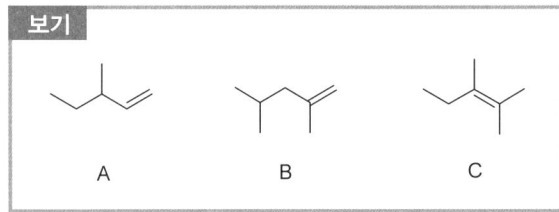

① A
② B
③ C
④ A, B, C
⑤ 모두 카이랄 alkane으로 전환될 수 없다.

55
다음 중 카이랄한 alkane이 생성되는 반응을 모두 고른 것은? (정답 2개)

① $(CH_3)_2C=CHCH_3$ $\xrightarrow{HCl}$

② $(CH_3)_2C=CHCH_3$ $\xrightarrow[Pt]{H_2}$

③ $(CH_3)_2C=CHCH_3$ $\xrightarrow{Cl_2}$

④ $(CH_3)_2C=CHCH_3$ $\xrightarrow[H_2O]{H_3O^+}$

⑤ $(CH_3)_2C=CHCH_3$ $\xrightarrow[H_2O]{Br_2}$

[56~57] 다음 물음에 답하시오.

```
      CH₃              CH₃              CH₃
       \                \                \
        \—CH₂            \—CH₃            \=CH₂
       /                /                /
      H                H                H

       A                B                C
```

56
카이랄한 구조를 가지는 화합물 X는 수소화 반응으로 두 개의 입체 이성질체를 얻을 수 있는데, 그 중 하나는 카이랄한 구조이고, 다른 하나는 아카이랄한 구조를 가진다. 다음 제시된 화합물 A, B, C 중 화합물 X는 어느 것인가?

① A   ② B   ③ C
④ A, B   ⑤ B, C

57
비카이랄한 구조를 가지는 화합물 Y는 수소화반응으로 두 개의 입체 이성질체를 얻을 수 있는데, 이 때 얻어지는 생성물은 모두 비카이랄이다. 화합물 A, B, C 중 화합물 Y는 어느 것인가?

① A   ② B   ③ C
④ A, B   ⑤ B, C

58
카이랄한 구조를 가지는 화합물 Z 는 수소화반응으로 두 개의 입체 이성질체를 얻을 수 있는데, 이 때 얻어지는 생성물은 모두 비카이랄이다. 화합물 A, B, C 중 화합물 Z는 어느 것인가?

① A   ② B   ③ C
④ A, B   ⑤ B, C

03 • 메조 화합물

59
다음 제시된 Newman projection의 구조 중 meso-2,3-dichlorobutane으로 옳은 것은?

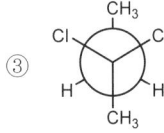

60
다음 화합물 A와 B에 대한 설명으로 옳은 것은?

① A와 B는 구조 이성질체 관계이다.
② A와 B는 거울상 이성질체 관계이다.
③ A와 B는 부분 입체 이성질체 관계이다.
④ A와 B는 동일한 화합물이다.
⑤ A와 B는 서로 meso 관계에 있다.

61
다음 화합물 가운데 광학활성이 없는 것은?

62
다음 화합물 중 거울상 이성질체를 지니지 않는 화합물은?

04 • 라세미 혼합물

63
라세미혼합물에 대한 올바른 설명은?
① 두 개 혹은 그 이상의 아카이랄 중심을 가지는 물질이다.
② 같은 양의 거울상 이성질체를 포함하고 있는 물질이다.
③ 같은 양의 부분 입체 이성질체를 포함하고 있는 물질이다.
④ 광학적 활성을 가진 물질이다.
⑤ 분자 내 대칭면 혹은 대칭 중심을 가지는 물질이다.

64
순수한 미지의 화합물 (+)-X의 고유광회전도 [a]는 40°이다. (+)-X와 그것의 거울상 이성질체인 (−)-X가 섞여있는 혼합물의 고유광회전도 [a]는 −8°이다. 이 혼합물에서 (+)-X가 차지하는 비율은 얼마인가?

① 25%   ② 30%   ③ 35%
④ 40%   ⑤ 45%

65
광학적으로 순수한 (2R,3R)-tartaric acid의 고유 광회전도 [α]는 +12° 이다. (2R,3R)-tartaric acid와 meso-tartaric acid가 혼합물에서 같은 양으로의 존재한다면, 이 때 혼합물의 고유 광회전도 값은 얼마인가?

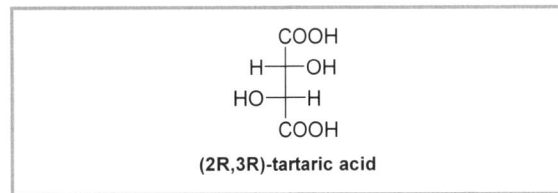

① +12°   ② +9°   ③ +6°
④ +3°   ⑤ 0°

04 • 라세미 혼합물

66
다음 화합물에서 라세미 혼합물(racemic mixture)을 만들 수 <u>없는</u> 화합물은?

67
만약 거울상 이성질체의 과량(% ee)이 70%라면, 각각의 거울상 이성질체의 % 비율은?

① 70% : 30% ② 75% : 25% ③ 80% : 20%
④ 85% : 15% ⑤ 90% : 10%

68
만약 거울상 이성질체의 과량(% ee)이 40%라면, 각각의 거울상 이성질체의 % 비율은?

① 70% : 30% ② 60% : 40% ③ 80% : 20%
④ 75% : 25% ⑤ 95% : 5%

05 • 부분 입체 이성질체

69
2,3-butanediol에는 비대칭 탄소가 존재하며 입체 이성질체가 존재한다. 몇 개의 입체 이성질체가 존재하는가?

① 1 개 ② 2 개 ③ 3 개
④ 4 개 ⑤ 6 개

70
다음과 같은 구조인 타르타르산에 대하여 입체 이성질체의 수가 옳은 것은?

$$\text{HOOC}-\overset{\overset{H}{|}}{\underset{\underset{OH}{|}}{C}}-\overset{\overset{H}{|}}{\underset{\underset{OH}{|}}{C}}-\text{COOH}$$

① 없다. ② 1개 ③ 2개
④ 3개 ⑤ 4개

71
다음 〈보기〉의 화합물 A와 B에 대한 설명으로 옳은 것은?

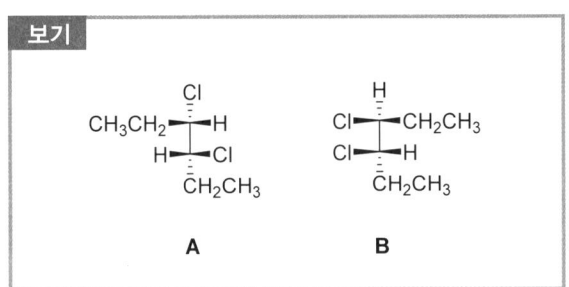

① A와 B는 거울상 이성질체 관계이다.
② A와 B는 부분 입체 이성질체 관계이다.
③ A와 B는 구조 이성질체 관계이다.
④ A와 B는 동일한 분자의 이형태체이다.
⑤ A와 B는 전혀 다른 화합물로 이성질체가 아니다.

05 · 부분 입체 이성질체

[72~76]
다음 〈보기〉에 주어진 화합물에 대한 설명으로 옳은 것은?

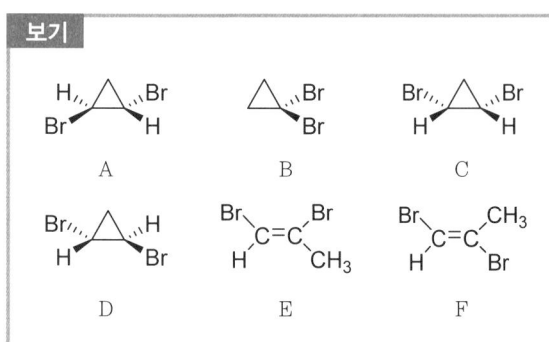

72
화합물 B와 D는 서로 어떤 관계에 있는가?

① 거울상 이성질체
② 부분 입체 이성질체
③ 구조 이성질체
④ 동일한 화합물
⑤ 이성질체가 아니다.

73
화합물 A와 D는 서로 어떤 관계에 있는가?

① 거울상 이성질체
② 부분 입체 이성질체
③ 구조 이성질체
④ 동일한 화합물
⑤ 이성질체가 아니다.

74
화합물 A와 C는 서로 어떤 관계에 있는가?

① 거울상 이성질체
② 부분 입체 이성질체
③ 구조 이성질체
④ 동일한 화합물
⑤ 이성질체가 아니다.

75
화합물 A와 E는 서로 어떤 관계에 있는가?

① 거울상 이성질체
② 부분 입체 이성질체
③ 구조 이성질체
④ 동일한 화합물
⑤ 이성질체가 아니다.

76
화합물 E와 F는 서로 어떤 관계에 있는가?

① 거울상 이성질체
② 구조 이성질체
③ 부분 입체 이성질체
④ 메조 화합물
⑤ cis-trans 이성질체

[77~78]
다음 〈보기〉에 주어진 화합물에 대한 설명으로 옳은 것은?

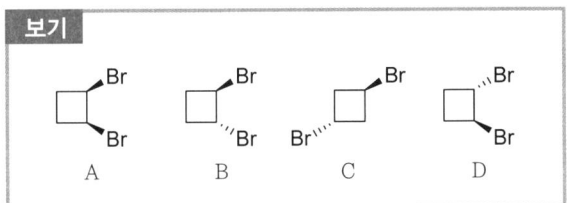

77
〈보기〉에서 카이랄성 화합물은 어느 것인가?

① A ② B ③ C
④ A, B ⑤ B, D

78
다음 중 ㉠과 ㉡에 들어갈 표현으로 적절한 것은?

B와 C의 혼합물은 (㉠), B와 D의 혼합물은 (㉡)

	㉠	㉡
①	광학활성이다.	광학활성이다.
②	광학비활성이다.	광학활성이다.
③	광학활성이다.	광학비활성이다.
④	광학비활성이다.	광학비활성이다.
⑤	광학적 성질을 결정할 수 없다.	광학적 성질을 결정할 수 있다.

06 • R, S 절대배열의 결정

79

R, S 절대배열 결정 시 치환기의 우선순위를 정하는 것이 중요하다. 다음 중 치환기의 우선순위를 높은 것에서 낮은 것 순으로 바르게 나열한 것은?(정답 2개)

① $-CH_2Br > -Br > -Cl > -CH_3$
② $-CH_2CH_3 > -CH_3 > -CH_2OH > -H$
③ $-OCH_3 > -OH > -CH_3 > -H$
④ $-CH_2CH_2I > -HC=CH_2 > -CH_3 > -H$
⑤ $-F > -OH > -CH_2OH > -CH_2CH_2CH_3$

80

다음은 화합물 (a), (b)의 Fischer 투영식이다. 각 화합물 (a), (b)에 존재하는 비대칭 탄소원자의 절대배치를 (R), (S)표시법으로 순차적으로 바르게 표시한 것은?

① S, R
② S, S
③ R, S
④ R, R
⑤ (a), (b)는 입체중심이 없으므로 R, S 배열을 정할 수 없다.

81

다음 화합물의 이름으로 가장 합당한 것은?

① 1-bromo-2-carboxy-2-propanol
② (R)-3-bromo-2-hydroxy-2-methylpropanoic acid
③ (S)-3-bromo-2-hydroxy-2-methylpropanoic acid
④ 2-hydroxy-2-bromomethylpropanoic acid
⑤ (S)-3-bromo-1-hydroxy-2-methylbutanoic acid

82

에페드린(Ephedrine)은 기관지 천식 치료제로 사용된다. 생물 활성을 가지며, 천연에 존재하는 입체 이성질체의 구조는 아래와 같다. 탄소 C_1, C_2의 절대배치(absolute configuration)를 R, S 표기법으로 순차적으로 바르게 표시한 것은?

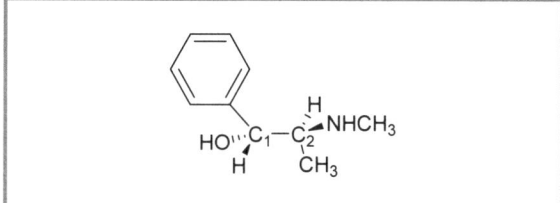

① S, S
② R, R
③ S, R
④ R, S
⑤ 에페드린은 입체중심이 없으므로 R, S 배열을 정할 수 없다.

83

다음 〈보기〉의 화합물 중 S 배열을 갖는 화합물을 모두 고른 것은?

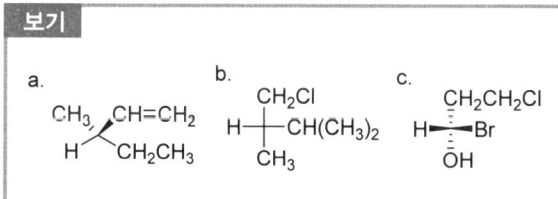

① a
② b
③ c
④ a, b
⑤ a, b, c

84

다음 〈보기〉의 화합물 중 R 배열을 갖는 화합물을 모두 고른 것은?

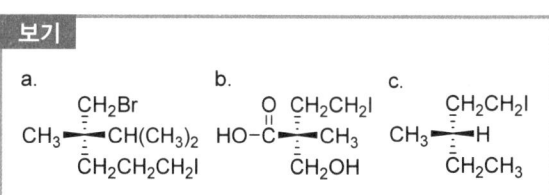

① a
② b
③ c
④ a, b
⑤ a, b, c

07 • 알켄의 기하 이성질체

85
입체 이성질체를 가질 수 있는 분자는?

① $H_2C=CH_2$

② BF_3

③ $H_3CCH=CHCH_3$

④ H_2SO_4

⑤ $POCl_3$

86
1-butene에 HCl을 첨가하는 반응에서 생성물에 대한 설명으로 옳은 것을 고른 것은?

① (R)-2-chlorobutane만 유일하게 생성된다.

② (S)-2-chlorobutane만 유일하게 생성된다.

③ 생성물은 2-chlorobutane 의 혼합물로 광학활성을 가진다.

④ 2-chlorobutane 의 라세미 혼합물이 얻어진다.

⑤ R과 S 둘 중 하나가 과량으로 얻어진다.

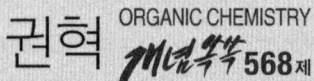

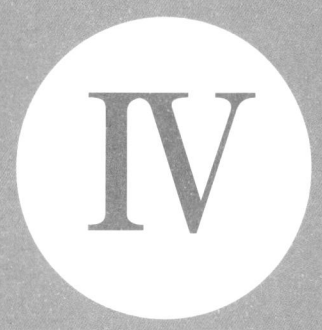

작용기 변환 및 유기 반응

01 알켄

02 알카인

03 할로젠화 알킬

04 컨쥬게이션 다이엔

05 방향족 화합물

06 알코올, 에터, 에폭사이드

01 알켄

1
다음 반응에서 주생성물 P의 구조로 옳은 것은?

2
다음 반응에서 주생성물 P의 구조로 옳은 것은?

3
다음 반응에서 주생성물 P의 구조로 옳은 것은? (정답 2개)

4
다음 반응에서 주생성물 P의 구조로 옳은 것은? (정답 2개)

5

다음 반응에서 주생성물 P의 구조로 옳은 것은?

① (cyclohexane with CH₃ and OH, trans, H shown)
② (cyclohexane with CH₃ and OH)
③ (cyclohexane with CH₃ and OH)
④ (cyclohexane with CH₃ and OH)
⑤ (cyclohexane with CH₃ and OH)

6

다음 반응에 따른 결과물의 구조를 통해 반응이 진행되는 동안 발생한 중간체에 대해 바르게 표현된 것은?

① 2° carbocation
② Benzylic carbocation
③ Aryl carbocation
④ 3° carbocation
⑤ Bridged bromonium ion

7

다음 반응에 따른 결과물의 구조를 통해 반응이 진행되는 동안 발생한 중간체에 대해 바르게 표현된 것은?

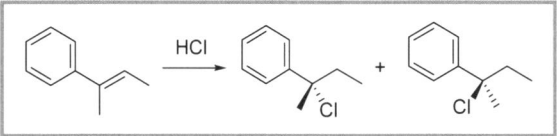

① 2° carbocation
② 1° carbocation
③ 2° benzylic carbocation
④ 3° benzylic carbocation
⑤ 1° benzylic carbocation

8

다음 주어진 화합물의 IUPAC 명명을 바르게 한 것은?

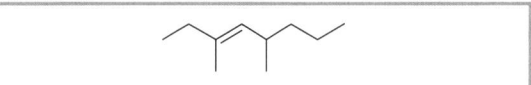

① (Z)-4,6-dimethyloct-5-ene
② (Z)-2-ethyl-4-methylhept-2-ene
③ (E)-3,5-dimethyloct-3-ene
④ (E)-2-ethyl-4-methylhept-2-ene
⑤ (E)-3,6-dimethyloct-5-ene

01 • 알켄

9
다음 주어진 화합물의 IUPAC 명명을 바르게 한 것은?

① (Z)-1-iodo-2-chloro-2-ethyl-4-methylpent-1-ene
② (E)-1-iodo-1-chloro-2-ethyl-4-methylpent-2-ene
③ (Z)-1-chloro-1-iodo-2-ethyl-4-methylpent-1-ene
④ (E)-1-iodo-1-chloro-3-ethyl-4-methylpent-1-ene
⑤ (E)-1-chloro-2-ethyl-1-iodo-4-methylpent-1-ene

10
다음 주어진 화합물의 IUPAC 명명을 바르게 한 것은?

① (E)-4-ethyl-2,5-dimethyloct-3-ene
② (Z)-4-ethyl-2,5-dimethyloct-3-ene
③ (E)-5-ethyl-3,6-dimethyloct-5-ene
④ (E)-4-ethyl-2,5-dimethyloct-4-ene
⑤ (E)-2-ethyl-1-isopropyl-3-methyloct-1-ene

11
다음 〈보기〉의 알켄을 E/Z 규칙을 적용하여 바르게 나타낸 것은?

① a; Z, b; E, c; E, d; E
② a; Z, b; Z, c; E, d; E
③ a; E, b; Z, c; E, d; E
④ a; Z, b; Z, c; E, d; Z
⑤ a; E, b; E, c; E, d; E

12
다음 〈보기〉의 화합물을 안정한 순서대로 바르게 나열한 것을 고른 것은?

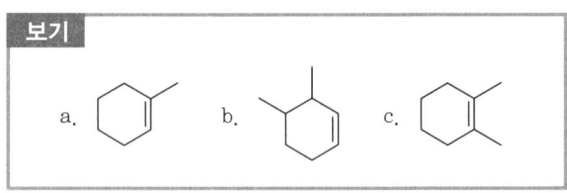

① a > b > c
② a > c > b
③ b > a > c
④ b > c > a
⑤ c > a > b

13

다음 알켄의 첨가 시약 중 anti-Markovnikov rule에 따라 반응이 일어나는 시약을 고르면?

① H^+/H_2O
② HCl
③ [1] $Hg(OAc)_2/H_2O$, [2] $NaBH_4$
④ [1] BH_3, [2] H_2O_2/OH^-
⑤ Cl_2/H_2O

15

알켄과 다음 시약과의 반응 과정에서 탄소 양이온의 재배열이 일어날 수 있는 것은?

① H^+/H_2O
② mCPBA
③ [1] $Hg(OAc)_2/H_2O$, [2] $NaBH_4$
④ [1] BH_3, [2] H_2O_2/OH^-
⑤ [1] O_3, [2] Zn, H^+

14

황산 촉매 하에서 물과 가장 빠르게 반응하는 알켄을 아래에서 고른 것은?

   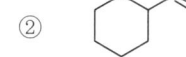

 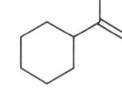 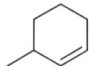

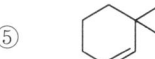

16

다음 알켄 중 HBr과의 반응속도가 가장 빠른 것으로 옳은 것을 고르면?

① $CH_3CH=CHCH_3$
② $CH_3CH_2CH=CH_2$
③ $(CH_3)_2C=CHCH_3$
④ $(CH_3)_2C=C(CH_3)_2$
⑤ $CH_2=CHCH_2CH_3$

01 • 알켄

17
1-propene의 HBr 첨가반응에 관해 바르게 설명하고 있는 것은?

① 1단계에서 Br⁻가 공격한다.
② 1단계에서 Br·이 공격한다.
③ 양성자가 먼저 첨가된 뒤 1차 탄소 양이온이 생성된다.
④ 삼차 탄소 양이온이 형성된다.
⑤ 이차 탄소 양이온이 형성된다.

18
다음 제시된 반응 중 탄소 양이온의 재배열이 일어날 수 있는 것은?

① E2 반응
② 분자 내 S_N2 반응
③ 알켄의 산 촉매 수화반응
④ 알켄의 할로하이드린 반응
⑤ 알케인의 라디칼 할로겐화 반응

19
다음 시약을 이용하여 반응을 진행 하였을 때 입체화학이 syn-첨가인 것을 고르면? (정답 2개)

① HBr
② Br_2, H_2O
③ OsO_4, $NaHSO_3$
④ H_2SO_4, H_2O
⑤ [1] BH_3, [2] H_2O_2/OH^-

20
다음 알켄 중 HCl과의 반응성이 가장 좋은 것은?

① (H₂C=CH₂)
② (H₂C=CHCH₃)
③ ((CH₃)₂C=CH₂)
④ (CH₃CH₂CH=CHCH₃)
⑤ (CH₂=CHCH(CH₃)₂ 구조)

21
분자식이 C_9H_{14}인 화합물 X는 H_2와 반응하여 C_9H_{16}를 만든다. 화합물 X는 무엇인가?

① 3개의 고리로 구성된 화합물
② 3개의 π 결합으로 구성된 화합물
③ 2개의 고리와 1개의 π 결합으로 구성된 화합물
④ 1개의 고리와 2개의 π 결합으로 구성된 화합물
⑤ 모두 단일 결합으로만 이루어진 화합물

22

다음 반응에서 주 생성물 P의 구조로 옳은 것은?

23

다음 반응에서 주 생성물 P의 구조로 옳은 것은?

24

다음 반응에서 주 생성물 P의 구조로 옳은 것은? (정답 2개)

01 • 알켄

25
다음 반응에서 주 생성물 P의 구조로 옳은 것은?

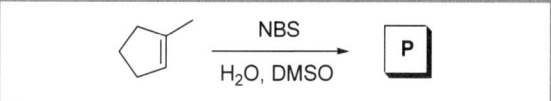

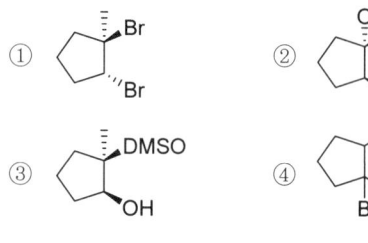

26
다음 반응에서 주 생성물 P의 구조로 옳은 것은?

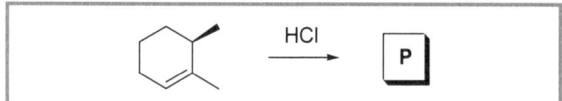

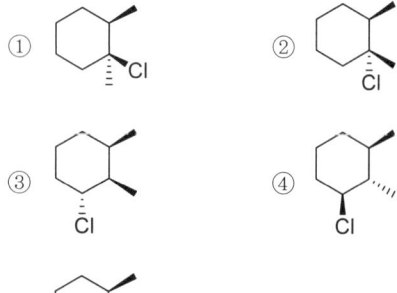

27
다음 반응에서 주 생성물 P의 구조로 옳은 것은?

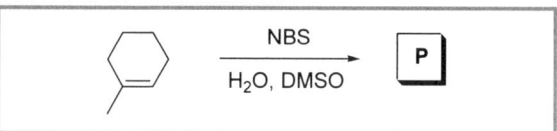

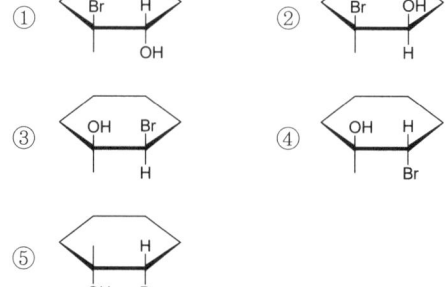

28
주어진 알켄을 9-BBN과 반응시킨 후 hydrogen peroxide와 hydroxide와 함께 work up 하였다. 옳은 것은?

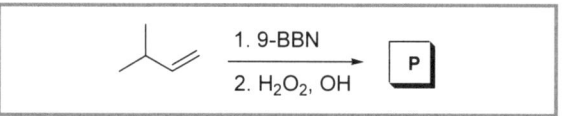

① 산 촉매 수화 반응으로 같은 생성물을 얻을 수 있다.
② Markovnikov 규칙을 따라 2차 알코올이 생성된다.
③ Markovnikov 규칙을 따라 1차 알코올이 생성된다.
④ anti-Markovnikov 규칙을 따라 1차 알코올이 생성된다.
⑤ 탄소 양이온의 재배열로 3차 알코올이 생성된다.

29

다음 반응을 완결시키기 위해 필요한 시약으로 옳은 것은?

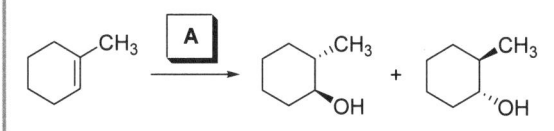

① Br_2, H_2O
② 1. $Hg(OAc)_2$, H_2O 2. $NaBH_4$
③ H_2SO_4, H_2O
④ BH_3, H_2O_2, $NaOH$
⑤ OsO_4, $NaHSO_3$

30

다음 반응을 완결하기 위해 필요한 시약 A, B가 옳게 짝지어진 것은?

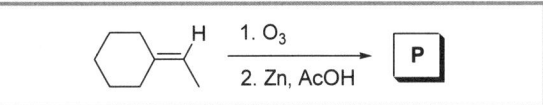

① $KOC(CH_3)_3$, Br_2
② $KOC(CH_3)_3$, 9-BBN
③ $KOC(CH_3)_3$, Br_2, H_2O
④ H_2SO_4, Br_2, H_2O
⑤ H_2SO_4, NBS

31

다음 반응에서 주 생성물 P의 구조로 옳은 것은? (정답 2개)

① (formaldehyde)
② (cyclohexanone)
③ (acetaldehyde)
④ CO_2
⑤ (acetic acid)

01 알켄

32
다음 반응에서 주 생성물 P의 구조로 옳은 것은?

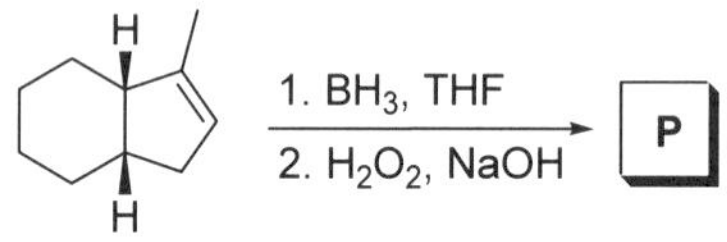

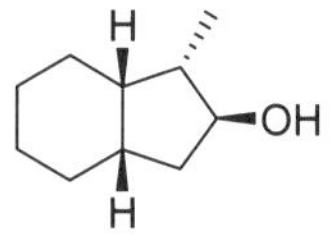

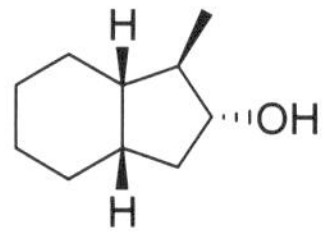

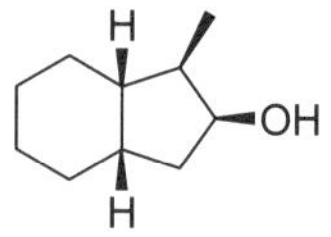

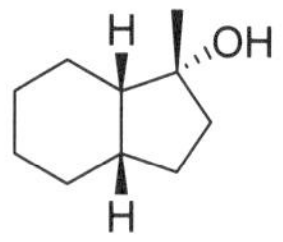

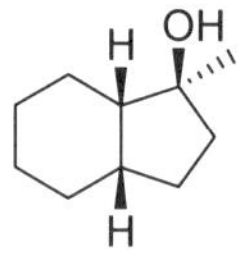

33
다음 반응에서 주 생성물 P의 구조로 옳은 것은?

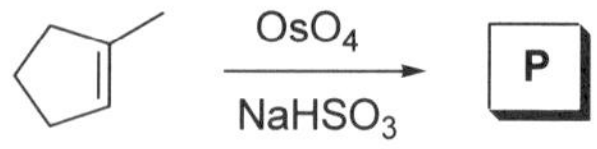

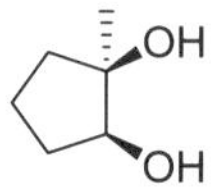

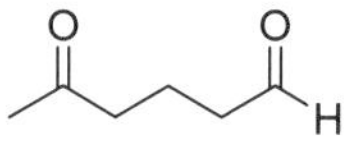

34
다음 화합물 중 수소화열이 가장 큰 화합물을 고르면?

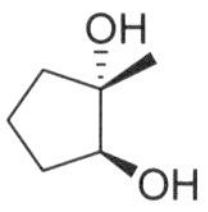

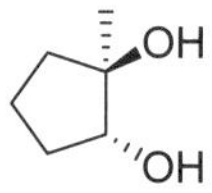

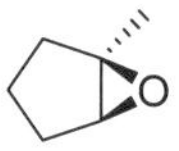

① prop-1-ene
② cis-2-butene
③ CH₂=CHCH₂CH₃
④ CH₂=C=CHCH₃
⑤ CH₂=CH-CH=CH₂

35

화합물 A(C₁₄H₂₀)를 금속 촉매 존재 하에 수소기체와 반응을 시키면 C₁₄H₂₄을 얻을 수 있다. 화합물 A는 어떤 구조를 가질 수 있겠는가?

① 고리는 없으며, 이중결합만 5개 존재한다.
② 고리 1개, 이중결합 4개
③ 고리 2개, 이중결합 2개
④ 고리 1개, 이중결합 3개
⑤ 고리 3개, 이중결합 2개

37

다음 반응에서 주 생성물 P의 구조로 옳은 것은?

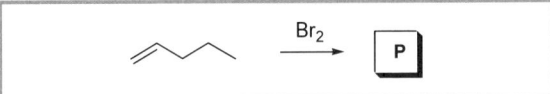

① Br~~~~ ② ~~Br~~

③ Br,Br 구조 ④ Br~~~~ (trans)

⑤ Br~~~~ (vinyl)

36

다음 반응에서 주 생성물 P의 구조로 옳은 것은?

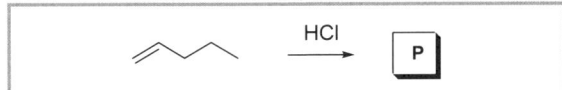

① Cl~~~~ ② Cl~~~~ (trans)

③ Cl, Cl 구조 ④ Cl~~~~ (trans)

⑤ Cl~~~~ (vinyl)

38

다음 반응에서 주 생성물 P의 구조로 옳은 것은?

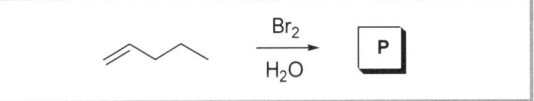

① HO, Br 구조 ② OH, Br 구조

③ Br~~~~ (trans) ④ Br~~~~ (vinyl)

⑤ Br, HO 구조

01 • 알켄

[39~40]
다음 반응식과 같이 1-methylcyclopentene과 HCl이 반응할 때 다음 물음에 답하시오.

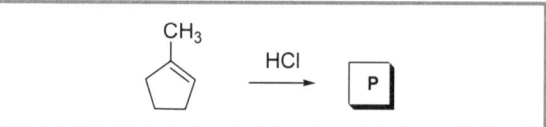

39
위 반응에서 다음 반응에서 주 생성물 P의 구조로 옳은 것은?

40
수소가 첨가되는 동안 형성되는 반응 중간체의 구조로 옳은 것은?

41
다음 반응에서 주 생성물 P의 구조로 옳은 것은?

42
다음 반응에서 주 생성물 P의 구조로 옳은 것은?

43

다음 반응에서 주 생성물 P의 구조로 옳은 것은?

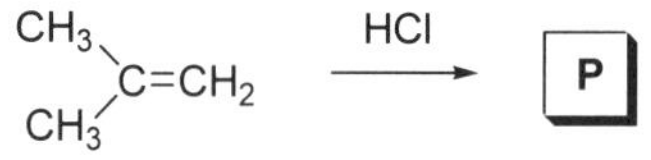

① 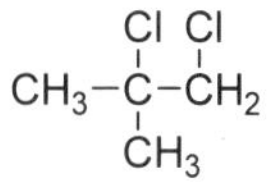
② 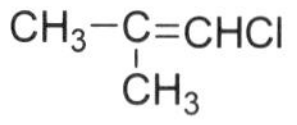
③ 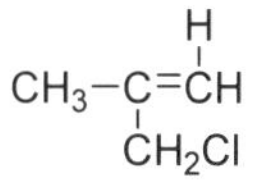
④ 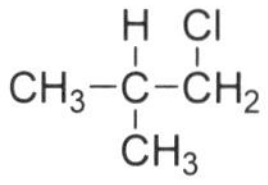
⑤ 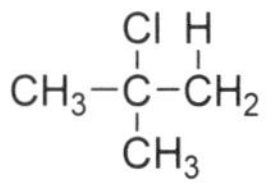

44

다음 반응에서 주 생성물 P의 구조로 옳은 것은?

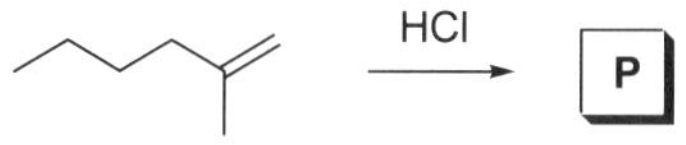

① 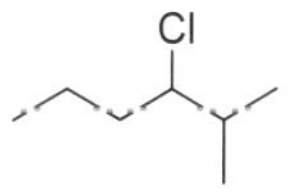
② 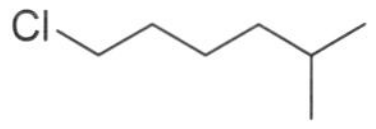
③ 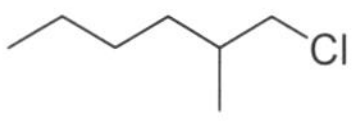
④ 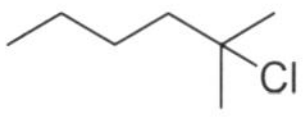
⑤ 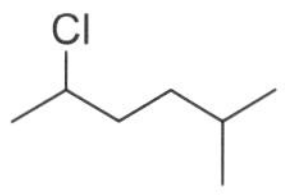

45

HCl이 첨가되는 첫 번째 단계에서 수소가 첨가되는 자리로 옳은 것은?

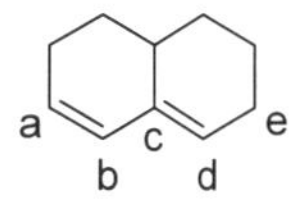

① a ② b ③ c
④ d ⑤ e

46

다음은 산 촉매에서의 수화 반응을 나타낸 것이다. 이 때 생성되는 탄소 양이온 중간체를 공격하는 친핵체는 무엇인가?

$$(CH_3)_2C{=}CHCH_3 \xrightarrow[H_2O]{H_2SO_4} (CH_3)_2C(OH)CH_2CH_3$$

① ^-OH ② H_2O ③ H^+
④ H_3O^+ ⑤ SO_4^{2-}

01. 알켄

47

2-methyl-2-butene과 Br_2가 반응할 때 생성되는 중간체로 가장 유력한 구조는 무엇인가?

$$H_3C-\underset{CH_3}{\underset{|}{C}}=CHCH_3 \xrightarrow{Br_2} \boxed{P}$$

① $CH_3-\underset{Br}{\underset{|}{\overset{CH_3}{\overset{|}{C}}}}-CHCH_3$ ② $CH_3-\underset{Br}{\underset{|}{\overset{CH_3}{\overset{|}{\overset{+}{C}}}}}-CHCH_3$

③ $CH_3-\underset{\overset{|}{Br}}{\underset{+}{\overset{CH_3}{\overset{|}{C}}}}-CHCH_3$ ④ $CH_3-\overset{CH_3}{\overset{|}{C}}-\underset{Br}{\underset{|}{CHCH_3}}$

⑤ $CH_3-\underset{\overset{|}{Br}}{\underset{+}{\overset{CH_3}{\overset{|}{C}}}}-CHCH_3$

48

다음 에너지 다이어그램에서 탄소 양이온 중간체인 $(CH_3)_3C^+$의 위치 에너지는 어느 구간에 해당하는가?

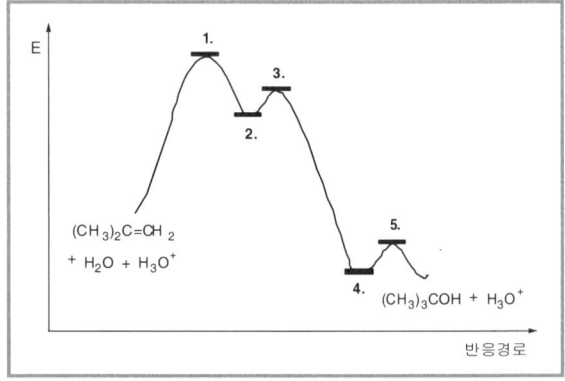

① 1 ② 2 ③ 3
④ 4 ⑤ 5

49

다음 반응에서 형성되는 중간체의 구조로 옳은 것은?

50

다음 〈보기〉의 반응에서 생성물을 옳게 표현한 것끼리 짝지은 것은?

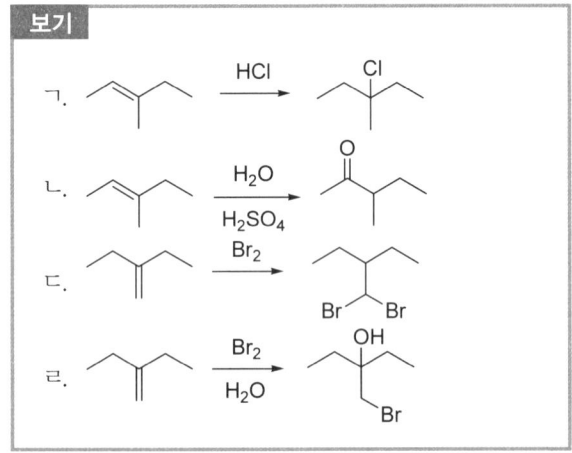

① ㄱ, ㄴ ② ㄱ, ㄹ ③ ㄴ, ㄷ
④ ㄴ, ㄹ ⑤ ㄷ, ㄹ

51
다음 중 산화와 환원에 대한 설명으로 옳지 않은 것은?

① 탄소의 전자밀도가 감소하는 것은 산화과정이다.
② bromoalkane을 만들기 위한 alkene의 HBr 첨가반응은 산화반응이다.
③ alkane의 라디칼 브롬화반응은 산화반응이다.
④ C-H 결합수 감소는 산화이다.
⑤ C-X 결합수의 증가는 탄소의 산화이다.

52
다음 화합물을 산화준위가 높은 것에서 낮은 것 순으로 배열한 것 중 옳은 것은?

① A > B > C > D
② B > D > A > C
③ C > B = A > D
④ C > A > D > B
⑤ D > B > C > A

53
다음 반응에서 생성물 P로 옳은 것은? (정답2개)

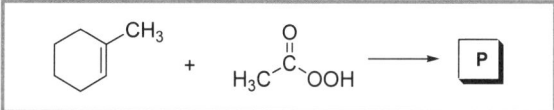

54
다음 반응에서 생성물 P의 구조로 옳은 것은?

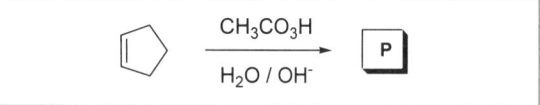

01 • 알켄

55
다음 반응에서 생성물 P의 구조로 옳은 것은?

① CH₃-CH₂-OH

②

③

④

⑤

56
다음 cyclohexene의 산화반응에서 생성물 P의 구조로 옳은 것은?

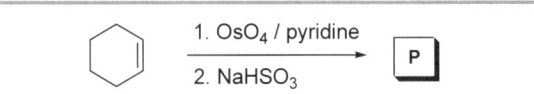

①

②

③

④

⑤

57
다음 알켄의 가오존 분해반응에서 생성물 P로 옳은 것은?

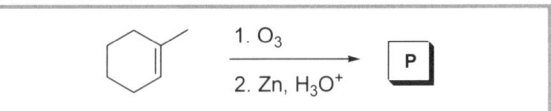

①

②

③

④

⑤

58
다음 알켄의 산화반응에서 생성물 P의 구조로 옳은 것은?

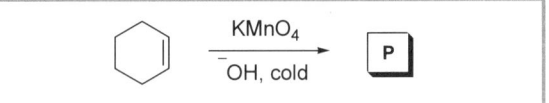

①

②

③

④

⑤

59
다음 반응에서 반응물 R의 구조로 옳은 것은?

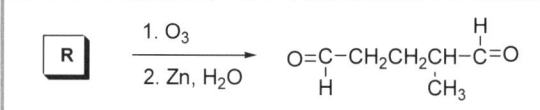

① ② ③ ④ ⑤

60
다음 반응에서 반응물 R의 구조로 옳은 것은?

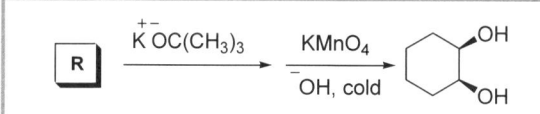

① ② ③ ④ ⑤

61
다음 반응을 만족할 수 있는 시약 A로 옳은 것은?

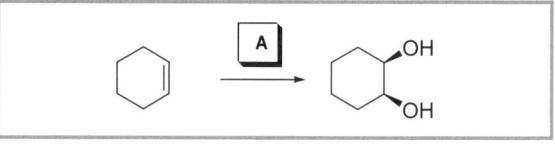

① OsO_4 ② CH_3CO_3H ③ mCPBA
④ $LiAlH_4$ ⑤ PCC

62
다음 반응에서 넣어 줘야 할 시약 A로 옳은 것은?

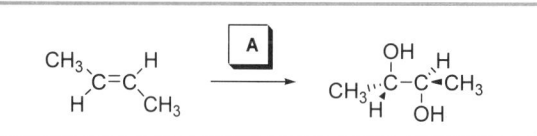

① OsO_4
② $KMnO_4$
③ CH_3CO_3H/ H_2O, ^-OH
④ $LiAlH_4$
⑤ PCC

01 • 알켄

63
다음 가오존분해 반응의 생성물 P로 옳은 것은?

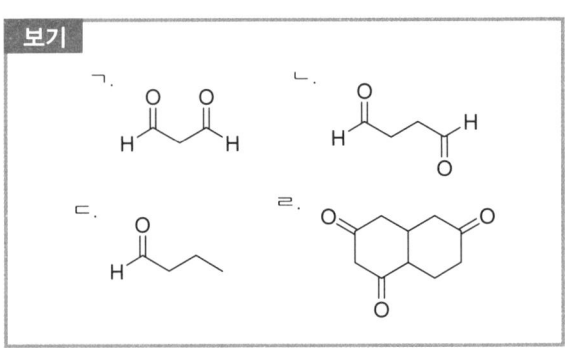

64
다음 가오존 분해 반응의 생성물 P로 옳은 것끼리 짝지어진 것은?

① ㄱ, ㄴ ② ㄱ, ㄷ ③ ㄱ, ㄹ
④ ㄴ, ㄷ ⑤ ㄷ, ㄹ

65
다음 반응에서 생성물 P의 구조로 옳은 것은?

① $CH_3CH_2CH_2CH=O$
② $CH_3CH_2CH_2COOH$
③ $CH_3CH_2CCH_3$ (=O)
④ $CH_3CH_2CH-CH_2$ (epoxide)
⑤ $CH_3CH_2CH_2CH_2-OH$

66
다음 중 환원반응이 쉽지 않은 유기화학종은?

① alkane
② alkene
③ alkyne
④ carboxylic acid
⑤ ketone

67
다음 중 환원반응이 일어나지 않는 것은?

① $H-C \equiv C-H \xrightarrow{H_2}{Pt} CH_3-CH_3$

② $CH_2=NCH_3 \xrightarrow[2.\ H_2O]{1.\ LiAlH_4} CH_3-NHCH_3$

③ $\text{benzene} \xrightarrow{3H_2}{Rh} \text{cyclohexane}$

④ $CH_4 + H_2O \longrightarrow CH_3-OH + H_2O$

⑤ $CH_3-\overset{O}{\underset{}{C}}-CH=CH_2 \xrightarrow[2.\ H_2O]{1.\ LiAlH_4} CH_3-\overset{OH}{\underset{}{CH}}-CH=CH_2$

68
다음 중 알켄의 수소화 반응에서 촉매로서 사용되는 금속이 아닌 것은?

① Pd   ② Ni   ③ Na
④ Pt   ⑤ Rh

69
분자 내에 삼중결합이 없고 분자식이 C_8H_{12}인 화합물 X는 수소와 반응하여 분자식이 C_8H_{14}인 새로운 화합물을 만든다. 화합물 X의 구조에 대한 설명으로 옳은 것은?

① 화합물 X는 3개의 고리를 가진다.
② 화합물 X는 1개의 고리와 2개의 이중결합을 가진다.
③ 화합물 X는 2개의 고리와 1개의 이중결합을 가진다.
④ 화합물 X는 3개의 이중결합을 가진다.
⑤ 위 설명은 모두 옳지 않다.

02 알카인

70
다음 반응에 사용된 시약 중 옳지 않은 것은?

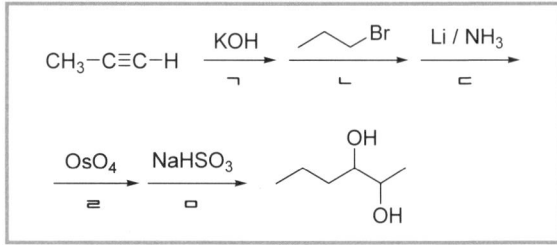

① ㄱ ② ㄴ ③ ㄷ
④ ㄹ ⑤ ㅁ

71
다음 반응에 사용된 시약 중 옳지 않은 것은?

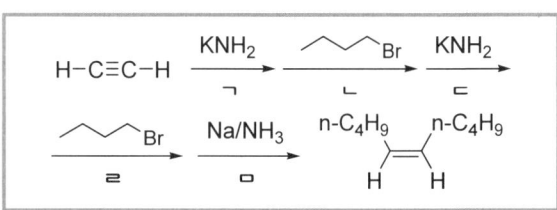

① ㄱ ② ㄴ ③ ㄷ
④ ㄹ ⑤ ㅁ

72
다음 화합물에 대한 IUPAC 명칭으로 옳은 것은?

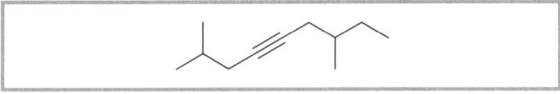

① 3,8-dimethylnon-4-yne
② 3,8-dimethylnon-5-yne
③ 2,7-dimethylnon-4-yne
④ 2,7-dimethylnon-5-yne
⑤ 2,6-dimethyldec-3-yne

73
다음 화합물들의 염기성이 증가하는 순으로 옳게 배열된 것은?

① A < B < C ② B < C < A ③ C < A < B
④ A < C < B ⑤ C < B < A

74

다음 반응에서 생성물 P의 구조로 옳은 것은?

75

다음 반응에서 생성물 P의 구조로 옳은 것은?

76

다음 반응에서 생성물 P의 구조로 옳은 것은?

02 • 알카인

77
다음 반응에서 생성물 P의 구조는?

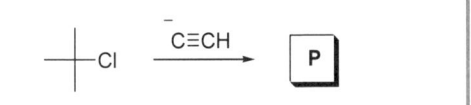

① H–C≡C–H

② =⟨

③ H–C≡C–Br

④ H–C≡C–C(CH₃)₃

⑤ no reaction

78
다음 반응에서 생성물 P의 구조로 옳은 것은?

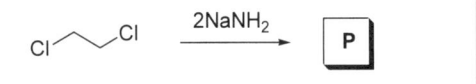

① CH₃–C≡C–H
② H–C≡C–H
③ 아세트알데하이드
④ 아세트아마이드
⑤ Cl–CH₂CH₂–OH

79
다음 반응에서 생성물 P의 구조로 옳은 것은?

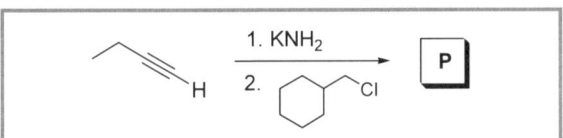

① 1-클로로-1-사이클로헥실-2-펜틴
② 사이클로헥실메틸-2-부틴
③ CH₃–C≡C–CH₂–NH₂
④ CH₃–C≡C–CH₂–Cl
⑤ no reaction

80

다음 반응에서 생성물 P의 구조로 옳은 것은?

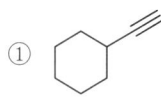

① cyclohexyl-C≡CH
② cyclohexyl-C(Cl)=CHCl
③ cyclohexyl-epoxide
④ cyclohexyl-CH=CH₂
⑤ no reaction

81

다음 반응에 적합한 시약 A로 옳은 것은?(2개)

CH₃-C≡C-CH₃ → cis-2-butene

① Li/NH₃
② ZnCl₂, HCl
③ H₂, Pd
④ H₂, Lindlar Pd
⑤ Ni2B

82

다음 반응은 acetylene으로부터 trans-2-hexene을 합성하는 일련의 과정이다. 각 합성과정에 누락되어 있는 A, B, C에 대해 옳게 표시 한 것은?

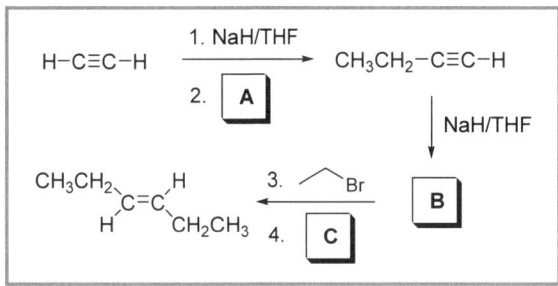

① A ; acetylene
   B ; CH₃CH=CHCH₃
   C ; LiAlH₄
② A ; ethanol
   B ; CH₃CH=CHCH₃
   C ; H₂, Lindlar cat'
③ A ; ethyl bromide
   B ; CH₃CH₂C≡C⁻
   C ; Li, NH₃
④ A ; oxirane
   B ; CH₃CH₂CH=CH₂
   C ; B₂H₆
⑤ A ; ethylene oxide
   B ; CH₃CH₂C≡C⁻
   C ; ZnCl₂, HCl

02 알카인

83
알카인의 수소화 반응에서 사용되는 촉매인 Lindlar's Pd이 하는 역할로 옳은 것은?

① alkene을 alkane으로 전환시킨다.
② alkyne을 alkane으로 전환시킨다.
③ alkyne을 cis-alkene으로 전환시킨다.
④ alkyne을 trans-alkene으로 전환시킨다.
⑤ conjugated diene을 alkane으로 전환시킨다.

84
다음 반응에서 A에 들어갈 가장 적합한 반응 조건은?

$$CH_3-C\equiv C-CH_2CH=CH_2 \xrightarrow{A} \underset{CH_3}{\overset{H}{\diagdown}}C=C\underset{CH_2CH=CH_2}{\overset{H}{\diagup}}$$

① H_2, Pt
② H_2, NH_3
③ H_2, Lindlar Pd
④ $NaNH_2$, NH_3
⑤ $NaBH_4$

85
다음 반응에서 Na/NH_3에 의해 환원되는 탄화수소화합물로 옳은 것은?

① ～～～
② ～＝＼
③ ―≡―／
④ ～＝＼
⑤ ＝～＝

86
다음 반응에서 중간 생성물 A의 구조로 옳은 것은?

$$Ph-C\equiv CH \xrightarrow[NH_3]{NaNH_2} \boxed{A} \xrightarrow{CH_3I} Ph-C\equiv C-CH_3$$

① Ph-C≡CNH$_2$
② Ph-C≡CNa
③ Ph-CH=CH$_2$
④ Ph-CH=CHNa
⑤ Ph-CH=CHNH$_2$

87
다음 반응에서 중간 생성물 A의 구조로 옳은 것은?

88
다음 반응에서 생성물 P의 구조로 옳은 것은?

89
다음 반응에서 생성물 P의 구조로 옳은 것은?

02 • 알카인

90
다음 반응에서 2-methylhexane 을 합성하기 위한 반응물 및 시약 R, 1, 2로 옳은 것은? (정답 2개)

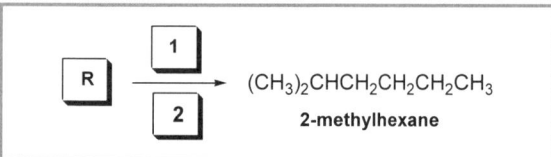

	R	1	2
①	CH_3CH_2Br	$NaC\equiv CCH(CH_3)_2$	H_2(2moles), Pt
②	$(CH_3)_2CHBr$	$NaC\equiv CCH_2CH_3$	H_2(2moles), Pt
③	$(CH_3)_2CHC\equiv CH$	$NaNH_2$	CH_3CH_2OH
④	$(CH_3)_2CHCH_2Br$	$KOC(CH_3)_2$	$CH_3CH_2CH_2Br$
⑤	$(CH_3)_2CHCH_2C\equiv CCH_3$	Na, NH_3	H_2(2moles), Pt

92
다음 반응에서 출발물질 R의 구조로 옳은 것은?

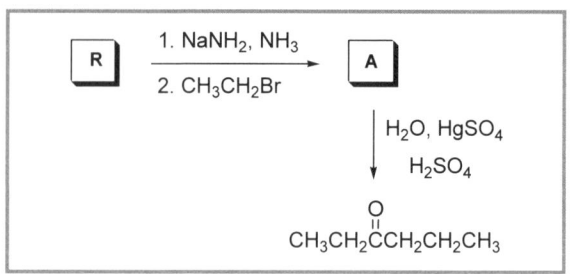

① $CH_3CH_2C\equiv CH$
② trans-$CH_3CH=CHCH_3$
③ $H_2C=CH-CH=CH_2$
④ $CH_3CH_2CH=CH_2$
⑤ $CH_3C\equiv CCH_3$

91
다음 반응에서 생성물 P의 구조로 옳은 것은?

$$H_2C=CHCH=CH_2 \xrightarrow[\text{2. } Cl_2]{\text{1. HCl}} P$$

① $Cl_2CHCHCH_2CH_3$
   　　　$|$
   　　　Cl

② $Cl_2CHCH_2CH_2CH_2$
   　　　　　　　$|$
   　　　　　　　Cl

③ 　　Cl
   　　$|$
   $ClCH_2CCH_2CH_3$
   　　$|$
   　　Cl

④ $ClCH_2CHCH_2CH_2Cl$
   　　　$|$
   　　　Cl

⑤ $ClCH_2CHCHCH_3$
   　　$| \ |$
   　　$Cl \ Cl$

93
다음 반응에서 생성물 P의 구조로 옳은 것은?

$$NaC\equiv CH + H_2C=CHCH_2CH_2CH_2Br \longrightarrow$$
$$A \xrightarrow[\text{2. } CH_3Br]{\text{1. } NaNH_2, NH_3} B \xrightarrow[NH_3]{Na} P$$

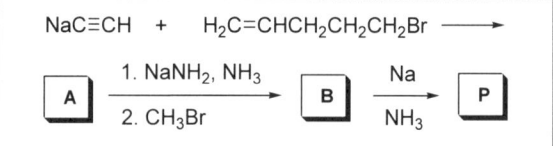

94

다음 반응에서 생성물 P의 구조로 옳은 것은?

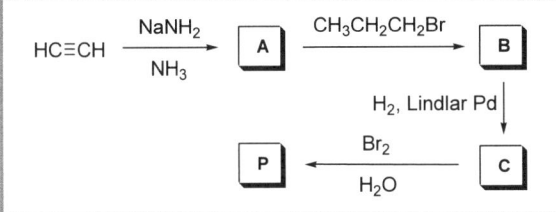

① CH₃CH₂CH₂CH=CHBr

② CH₃CH₂CH₂C=CHOH
         |
         Br

③ CH₃CH₂CH₂C=CHBr
         |
         OH

④ CH₃CH₂CH₂CHCH₂OH
         |
         Br

⑤ CH₃CH₂CH₂CHCH₂Br
         |
         OH

95

다음 반응에서 생성물 P의 구조로 옳은 것은?

Cy–C≡C–H →(1. O₃ / 2. H₂O) P

① Cy-COOH + CO₂

② Cy-CHO + CH₄

③ Cy-CHO + CO₂

④ Cy-CH₂OH + CO₂

⑤ Cy-CH₂OH + CH₄

96

다음 반응에서 생성물 P의 구조로 옳은 것은?

CH₃CH₂–C≡C–CH₂CH₂CH₃ →(1. O₃ / 2. H₂O) P

① CH₃CH₂-CHO + HOOC-CH₂CH₂CH₃

② CH₃CH₂-COOH + OHC-CH₂CH₂CH₃

③ CH₃CH₂-CHO + OHC-CH₂CH₂CH₃

④ CH₃CH₂-COOH + HOOC-CH₂CH₂CH₃

⑤ CH₃CH₂CH₂-OH + HO-CH₂CH₂CH₃

02 알카인

97
다음 반응에서 생성물 P의 구조로 옳은 것은?

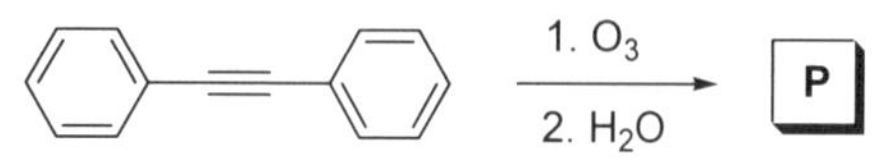

PhC≡CPh → (1. O₃, 2. H₂O) → P

① 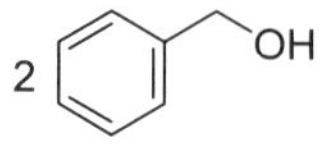 2 PhCH₂OH
② 2 PhCHO
③ 2 PhCOOH
④ PhCOOH + PhCHO
⑤ PhCOOH + PhCH₂OH

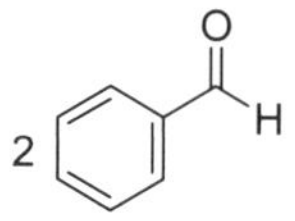

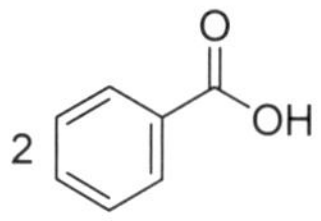

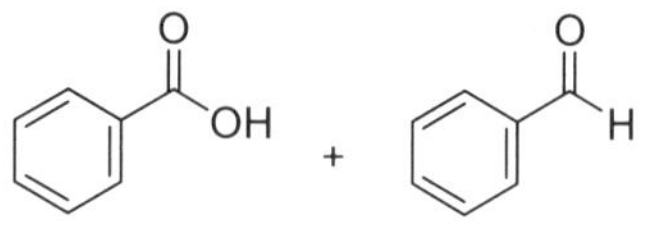

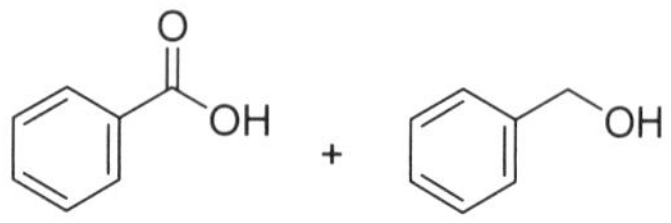

98
다음 반응에서 생성물 P의 구조로 옳은 것은?

HC≡C–CH₂CH₂–C≡C–CH₃ → (1. O₃, 2. H₂O) → P

① HOOC–CH₂CH₂–CHO + CH₃CHO + CO_2
② OHC–CH₂CH₂–COOH + CH₃CHO + CO_2
③ HOOC–CH₂CH₂–COOH + CH₃CHO + CO_2
④ HOOC–CH₂CH₂–COOH + CH₃COOH + CO_2
⑤ OHC–CH₂CH₂–CHO + CH₃COOH + CO_2

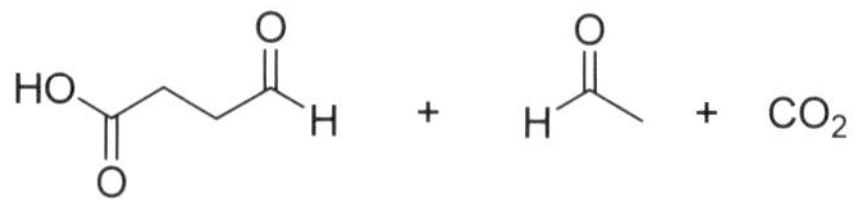

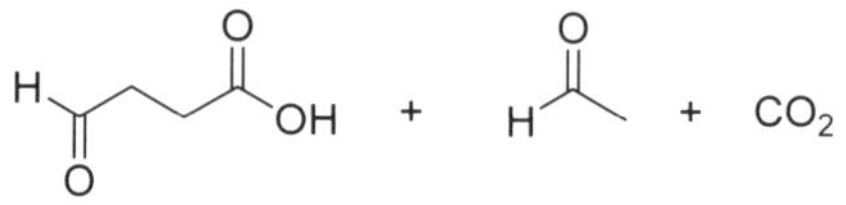

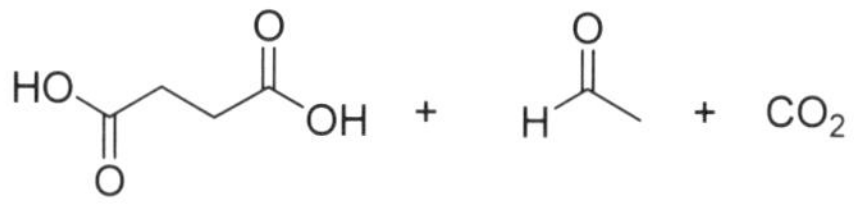

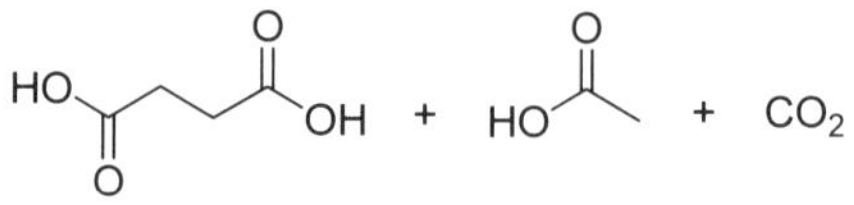

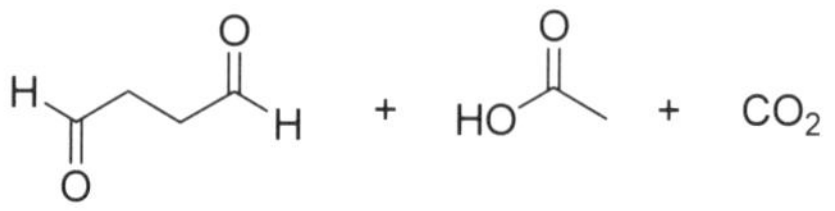

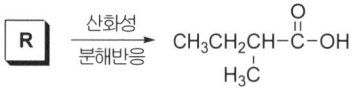

99
다음 반응에서 출발물 R의 구조로 옳은 것은?(정답 2개)

$$R \xrightarrow{\text{산화성}}_{\text{분해반응}} CH_3(CH_2)_8-\underset{O}{\overset{\parallel}{C}}-OH + CO_2$$

① $CH_3(CH_2)_8-\underset{O}{\overset{\parallel}{C}}-C\equiv CH$

② $CH_3(CH_2)_8-\underset{O}{\overset{\parallel}{C}}-OCH_3$

③ $CH_3(CH_2)_8-CH=CH_2$

④ $CH_3(CH_2)_8-C\equiv CH$

⑤ $CH_3(CH_2)_8-\underset{O}{\overset{\parallel}{C}}-CH=CH_2$

100
다음 반응에서 출발물 R의 구조로 옳은 것은?

$$R \xrightarrow{\text{산화성}}_{\text{분해반응}} \text{HOOC-CH}_2\text{-COOH} + \text{HOOC-CH}_2\text{-COOH} + \text{CH}_3\text{COOH}$$

① $CH_3CH_2-C\equiv C-CH_2-C\equiv C-H$

② $CH_3CH_2-C\equiv C-CH_2-C\equiv C-CH_3$

③ $HC\equiv C-CH_2-CH_2CH_2C\equiv CH$

④ $CH_3CH_2CH_2-C\equiv C-CH_2CH_3CH_3$

⑤ $HC\equiv CH_2CH_2CH_2CH_2CH_3$

101
다음 반응에서 출발물 R의 구조로 옳은 것은?

$$R \xrightarrow{\text{산화성}}_{\text{분해반응}} CH_3CH_2-\underset{\underset{CH_3}{|}}{CH}-\underset{O}{\overset{\parallel}{C}}-OH$$

① $CH_3CH_2\underset{\underset{H_3C}{|}}{CH}-C\equiv C-CH_2\underset{\underset{CH_3}{|}}{CH}CH_3$

② $\underset{\underset{H_3C}{|}}{CH_2}CH_2CH_2-C\equiv C-CH_2CH_2\underset{\underset{CH_3}{|}}{CH_2}$

③ $CH_3CH_2\underset{\underset{H_3C}{|}}{CH}-C\equiv C-\underset{\underset{CH_3}{|}}{CH}CH_2CH_3$

④ $CH_3CH_2CH_2CH_2-C\equiv C-CH_2CH_2CH_2CH_3$

⑤ $CH_3CH_2\underset{\underset{H_3C}{|}}{CH}-C\equiv C-CH_2\underset{\underset{CH_3}{|}}{CH}CH_3$

02. 알카인

102
다음 반응에서 생성물 P의 구조로 옳은 것은?

$$CH_3CH_2C\equiv CCH_2CH_3 \xrightarrow[\text{Lindlar cat}]{H_2} \boxed{P}$$

① ~~~
② ~~~ (cis)
③ ~~~
④ ~~~
⑤ ~~~ (cis)

103
다음 반응에서 반응물 R의 구조로 옳은 것은?

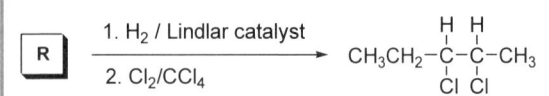

① $CH_3CH=CHCH=CH_2$
② $CH_3CH_2CH_2C\equiv CH$
③ $CH_3CH=C=CHCH_3$
④ $CH_3CH_2CH_2CHCH=CH_2$
⑤ $CH_3CH_2C\equiv CCH_3$

104
다음 반응에서 생성물 P의 구조로 옳은 것은?

$$CH_3CH_2CH_2C\equiv CH \xrightarrow[NH_3]{Na} \boxed{P}$$

① $CH_3CH_2CH_2CH_2CH_3$
② $CH_3CH_2CH_2C\equiv CNa$
③ $CH_3CH_2CH_2CH=CH_2$
④ cis-CH₃CH₂CH=CHCH₃
⑤ trans-CH₃CH₂CH=CHCH₃

105
다음 반응에서 생성물 P의 구조로 옳은 것은?

$$CH_3CH_2C\equiv CCH_3 \xrightarrow[NH_3]{Na} \boxed{P}$$

① $CH_3CH_2CH_2CH_2CH_3$
② $CH_3CH_2CH_2C\equiv CNa$
③ $CH_3CH_2CH_2CH=CH_2$
④ cis-CH₃CH₂CH=CHCH₃
⑤ trans-CH₃CH₂CH=CHCH₃

106
다음 반응에서 생성물 P의 구조로 옳은 것은?

$$CH_3CH_2C\equiv CCH_3 \xrightarrow[\text{Lindlar Pd}]{H_2} \boxed{P}$$

① $CH_3CH_2CH_2CH_2CH_3$

② $CH_3CH_2CH_2C\equiv CNa$

③ $CH_3CH_2CH_2CH=CH_2$

④
$$\begin{array}{c} CH_3CH_2 \quad CH_3 \\ C=C \\ H \quad\quad H \end{array}$$

⑤
$$\begin{array}{c} CH_3CH_2 \quad H \\ C=C \\ H \quad\quad CH_3 \end{array}$$

107
다음 반응을 만족할 수 있는 시약 A로 옳은 것은?

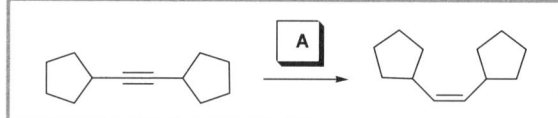

① Na, NH_3
② H_2, Pd
③ Raney Ni
④ H_2, Lindlar catalyst
⑤ 1. Na, NH_3 2. H_2, Lindlar catalyst

108
다음은 1-butyne의 반응을 나타낸 것이다. 기대되는 생성물로 옳지 않은 것은?

① $CH_3CH_2C\equiv CH \xrightarrow[\text{Lindlar Pd}]{H_2} CH_3CH_2CH=CH_2$

② $CH_3CH_2C\equiv CH \xrightarrow[NH_3]{Na} CH_3CH_2CH=CH_2$

③ $CH_3CH_2C\equiv CH \xrightarrow[H_2SO_4, HgSO_4]{H_2O} CH_3CH_2\overset{O}{\overset{\|}{C}}H$

④ $CH_3CH_2C\equiv CH \xrightarrow{HCl (1mol)} \underset{Cl}{CH_3CH_2C=CH_2}$

⑤ $CH_3CH_2C\equiv CH \xrightarrow[\text{2. }CH_3CH_2Br]{1.\ NaNH_2,\ NH_3} CH_3CH_2C\equiv CCH_2CH_3$

109
다음은 2-butyne의 반응을 나타낸 것이다. 생성물로 옳지 않은 것은?

① $CH_3C\equiv CCH_3 \xrightarrow[H_2SO_4, H_2O]{HgSO_4} CH_3CH_2\overset{O}{\overset{\|}{C}}CH_3$

② $CH_3C\equiv CCH_3 \xrightarrow[NH_3]{Na} \begin{array}{c} H_3C \quad CH_3 \\ C=C \\ H \quad\quad H \end{array}$

③ $CH_3C\equiv CCH_3 \xrightarrow[\text{Lindlar's Pd}]{H_2} \begin{array}{c} H_3C \quad CH_3 \\ C=C \\ H \quad\quad H \end{array}$

④ $CH_3C\equiv CCH_3 \xrightarrow{2HCl} \underset{Cl}{\overset{Cl}{CH_3CH_2\underset{|}{\overset{|}{C}}CH_3}}$

⑤ $CH_3C\equiv CCH_3 \xrightarrow{Br_2(과량)} \underset{Br\ Br}{\overset{Br\ Br}{H_3C-\underset{|}{\overset{|}{C}}-\underset{|}{\overset{|}{C}}-CH_3}}$

02 알카인

110
다음 반응을 보고 A~D에 들어갈 시약 및 중간생성물, 최종 생성물에 대한 설명으로 옳지 <u>않은</u> 것은?

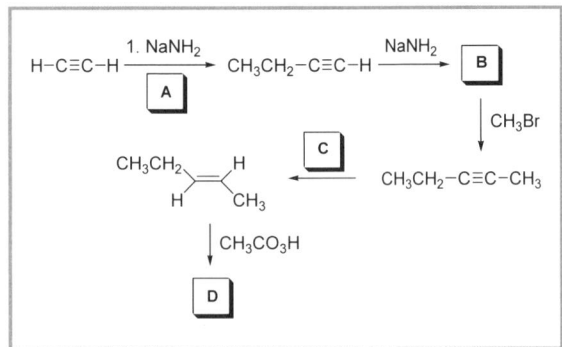

① 첫 번째 단계에서는 산성도가 큰 아세틸렌의 말단 수소가 염기인 NH_2^-에 의해 제거된다.
② A는 ethyl bromide이다.
③ B는 강염기인 NH_2^-에 의해 생성된 $CH_3CH_2-C\equiv C^-$ 이다.
④ C는 Lindlar catalyst를 이용한 수소 첨가반응이다.
⑤ D는 과산소산에 의해 생성된 에폭사이드이다.

111
다음 반응에서 생성물 P의 구조로 옳은 것은?

$$CH_3CH_2CH_2CH_2-Cl + {}^-:C\equiv C-H \longrightarrow \boxed{P}$$

① $CH_3\underset{\underset{C\equiv CH}{|}}{C}HCH_2CH_2-Cl$

② $CH_3CH_2\underset{\underset{C\equiv CH}{|}}{C}HCH_2-Cl$

③ $CH_3CH_2CH_2CH_2-C\equiv C-H$

④ $H-C\equiv C-CH_2CH_2CH_3$

⑤ $CH_3CH_2CH=CH_2$

112
다음 반응에서 생성물 P의 구조로 옳은 것은?

시클로헥실 브로마이드 + $^-:C\equiv C-CH_3 \longrightarrow \boxed{P}$

① 시클로헥사다이엔
② 시클로헥센
③ 시클로헥실-CH=CH-CH₃
④ 시클로헥실-C≡C-CH₃
⑤ 시클로헥세닐-C≡C-CH₃

113

다음 반응에서 생성물 P의 구조로 옳은 것은?

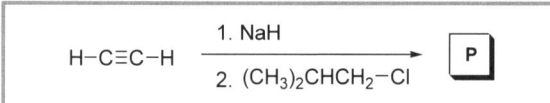

① H−C≡C−Cl

② (CH₃)₂CHCH₂-Cl

③ (CH₃)₂CHCH₂−CH=CH₂

④ (CH₃)₂CHCH₂−C≡C−H

⑤ (CH₃)₂CHCH₂−CH₂CH₃

114

다음 반응에서 생성물 P₁과 P₂의 구조로 옳게 짝지어진 것은?

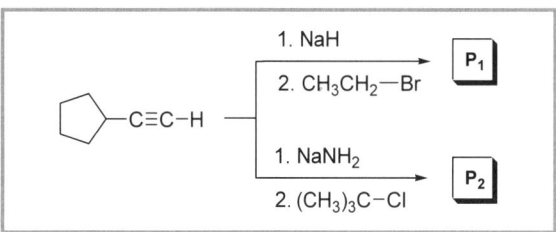

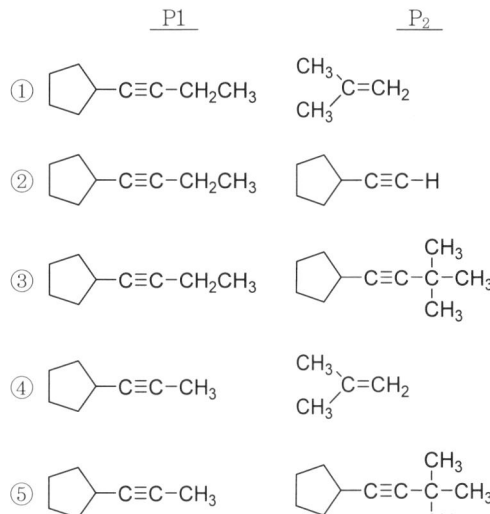

03 할로젠화 알킬

115
다음 화합물의 구조에 대한 IUPAC 명칭으로 옳은 것은?

$$CH_3 \text{—} \overset{H}{\underset{Cl}{C}} \text{—} CH_2CH_2CH(CH_3)_2$$

① (R)-2-chloro-5-methylhexane
② (S)-2-chloro-5-methylhexane
③ (S)-5-chloro-2-methylhexane
④ (R)-5-chloro-2-methylhexane
⑤ 답 없음

116
다음 화합물의 구조에 대한 IUPAC 명칭으로 옳은 것은?

① 2,4-dibromo-5-methyloctane
② 4-methyl-2,5-dibromooctane
③ 4,7-dibromo-5-methyloctane
④ 2,5-dibromo-5-methyloctane
⑤ 2,5-dibromo-4-methyloctane

117
다음 화합물의 구조에 대한 IUPAC 명칭으로 옳은 것은?

① 2-bromo-4-isopropyl-2,6-dimethyloctane
② 2,6-dimethyl-2-bromo-4-isopropyloctane
③ 7-chloro-5-isopropyl-3,7-dimethyloctane
④ 4-chloro-2-isopropyl-2,6-dimethyloctane
⑤ 2-chloro-4-isopropyl-2,7-dimethyloctane

118
다음 반응식에서 alkyl halide와 CN^-의 농도를 두 배로 하였을 때 반응속도는 어떠한가?

① 변화 없음 ② 2 배 ③ 3 배
④ 4 배 ⑤ 6 배

119

다음 〈보기〉의 화합물들 중 2차 치환반응 속도식을 가장 잘 따르는 것으로 옳은 것은?

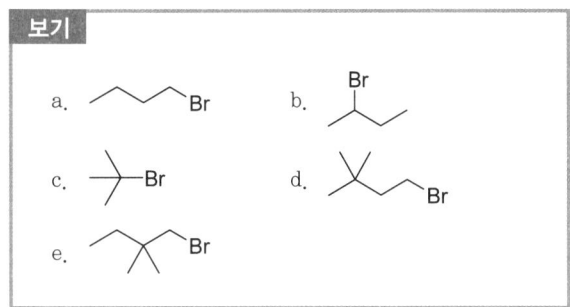

① a ② b ③ c
④ d ⑤ e

120

다음 〈보기〉의 화합물들 중 1차 치환반응 속도식을 가장 잘 따르는 것으로 옳은 것은?

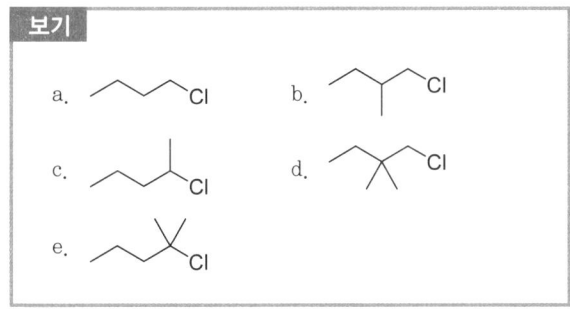

① a ② b ③ c
④ d ⑤ e

121

다음 주어진 반응식에서 용매의 조건을 methanol에서 DMSO로 바꾸었을 경우 일어나는 변화가 옳은 것은?

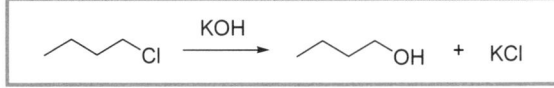

① 속도증가
② 속도감소
③ 변화 없음
④ 주어진 정보만으로는 예측할 수 없다.
⑤ 반응이 일어나지 않음

122

다음 주어진 반응식에서 이탈기를 Cl^-에서 ^-OTs로 바꾸었을 경우 일어나는 변화가 옳은 것은?

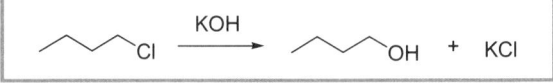

① 속도증가
② 속도감소
③ 변화 없음
④ 주어진 정보만으로는 예측할 수 없다.
⑤ 반응이 일어나지 않음

03 할로젠화 알킬

123
다음 중 가장 좋은 이탈기는 무엇인가?

① $^-NH_2$ ② I^- ③ $^-OCH_3$
④ ^-OH ⑤ F^-

124
다음 중 가장 좋은 이탈기는 무엇인가?

① fluoride
② hydroxide anion
③ ammonium ion
④ methoxide anion
⑤ acetate anion

125
다음 중 polar aprotic solvent인 것은? (정답 3개)

① $HCON(CH_3)_2$
② CH_3CH_2OH
③ $O=P(N(CH_3)_2)_3$
④ H_2O
⑤ CH_3CN

126
다음 중 polar protic solvent에서 가장 친핵성이 큰 것은?

① $^-P(CH_3)_2$ ② $^-N(CH_3)_2$ ③ CH_3O^-
④ ^-OH ⑤ F^-

127
다음 중 polar protic solvent인 것은?(2개)

① Carboxylic acid
② HMPA
③ DMF
④ Hexane
⑤ Water

128
다음 중 polar aprotic solvent에서 가장 친핵성이 큰 것은?

① F^- ② ^-OH ③ $^-NH_2$
④ $^-CH_3$ ⑤ H_2O

129
S_N2 메커니즘에 대한 설명으로 옳지 않은 것은?

① 1차 알킬 할라이드에서 잘 일어난다.
② 단일 단계 반응으로 탄소양이온 중간체는 생성되지 않고 전이 상태만을 거쳐 진행된다.
③ 좋은 이탈기와 강한 친핵체는 반응 속도를 증가시킨다.
④ 극성 비양성자성 용매는 친핵체를 안정화 시킨다.
⑤ DMSO, DMF와 같은 극성 비양성자성 용매 하에서 반응이 빠르게 진행된다.

130
S_N1 메커니즘에 대한 설명으로 옳은 것은?

① Concerted reaction(단일단계 반응)이다.
② 이탈기의 종류에 따라 반응속도는 변하지 않는다.
③ 탄소 양이온 중간체의 안정성에 따라 입체배열은 부분적인 라세미화가 일어날 수 있다.
④ H_2O와 같은 극성 양성자성 용매는 탄소 양이온을 불안정하게 하므로 사용할 수 없다.
⑤ Aryl halide와 Vinyl halide에서 반응성이 좋다.

131
S_N1 메커니즘에 대한 설명으로 옳지 않은 것은?

① 3차 알킬 할라이드에서 잘 일어난다.
② 아세톤에서 메탄올로 용매를 바꾸면 반응 속도가 빨라진다.
③ 이탈기는 반응 속도에 영향을 미친다
④ 가용매 분해반응으로 용매는 친핵체의 안정성을 감소시키는 역할을 한다.
⑤ 다단계 반응으로 진행되므로 탄소 양이온 중간체를 거쳐 진행된다.

132
KCN과 S_N2 반응을 가장 잘하는 기질은 무엇인가?

① (isobutyl chloride)
② (isopropanol)
③ (neopentyl chloride)
④ (n-propyl bromide)
⑤ (n-propyl chloride)

133
다음 중 S_N2 반응을 속도가 가장 빠른 할로젠화 알킬은 어느 것인가?

① $(CH_3)_2CHCH_2Br$
② $(CH_3)_2CHCH(CH_3)Br$
③ $(CH_3)_3CBr$
④ C_6H_5Br
⑤ CH_2CHBr

03 • 할로젠화 알킬

134
다음 반응에서 생성물 P의 구조로 옳은 것은? (정답 2개)

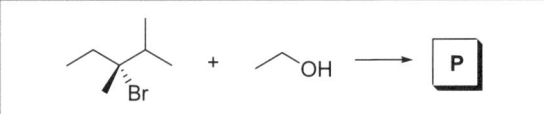

135
다음 반응에서 생성물 P의 구조로 옳은 것은?

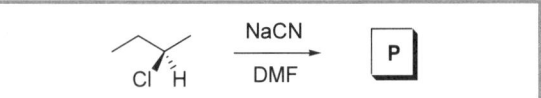

136
다음 반응에서 생성물 P의 구조로 옳은 것은?

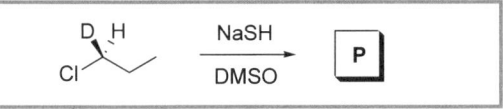

137
다음 반응에서 생성물 P의 구조로 옳은 것은? (정답 2개)

138
다음 반응에서 생성물 P의 구조로 옳은 것은?

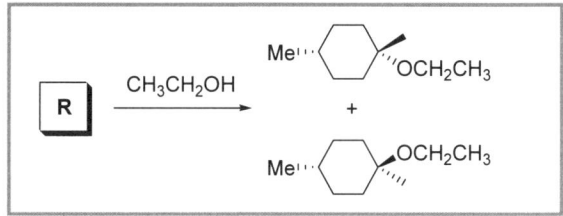

139
다음 반응에서 반응물 R의 구조로 옳은 것은?

140
다음 반응에서 반응물 R의 구조로 옳은 것은?

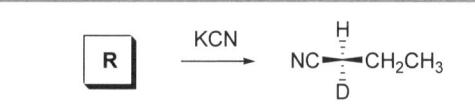

141
다음 반응에서 반응물 R의 구조로 옳은 것은?

03 할로젠화 알킬

142
다음 반응에서 생성물 P의 구조로 옳은 것은?

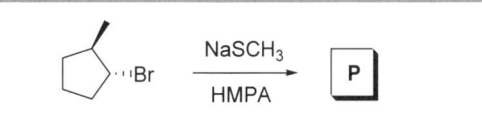

① ② ③ ④ ⑤

143
다음 반응에서 생성물 P의 구조로 옳은 것은?

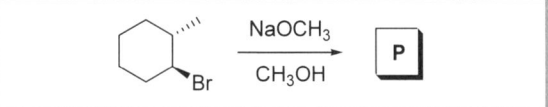

① ② ③ ④
⑤ No reaction

144
다음 반응에서 생성물 P의 구조로 옳은 것은?

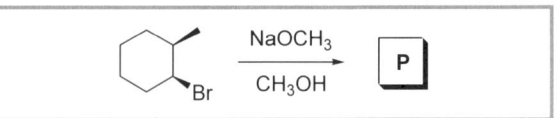

① ② ③ ④ ⑤

145
다음 반응에서 생성물 P의 구조로 옳은 것은?

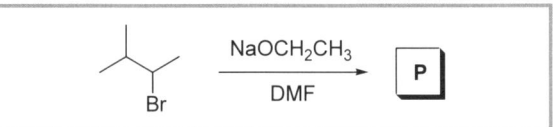

① ② ③ ④ ⑤

146
다음 반응에서 생성물 P의 구조로 옳은 것은?

147
다음 반응에서 생성물 P의 구조로 옳은 것은?

148
다음 반응에서 생성물 P의 구조로 옳은 것은?

03 • 할로젠화 알킬

149
다음 반응에서 생성물 P의 구조로 옳은 것은?

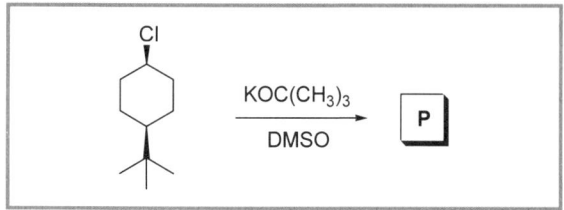

150
다음 반응에서 생성물 P의 구조로 옳은 것은?

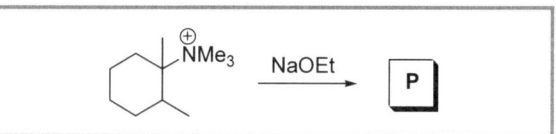

151
다음 반응에서 생성물 P의 구조로 옳은 것은?

152
다음 반응에서 생성물 P의 구조로 옳은 것은?

153
다음 반응에서 생성물 P의 구조로 옳은 것은?

154
다음 반응에서 생성물 P의 구조로 옳은 것은?

03 · 할로젠화 알킬

155
다음 반응은 어떠한 메커니즘으로 진행되는가?

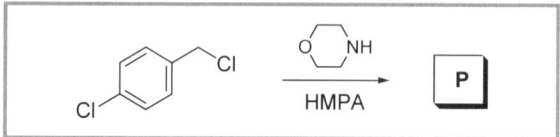

① S_N1 ② S_N2 ③ E1
④ E2 ⑤ E1CB

156
다음 반응에서 생성물 P의 구조로 옳은 것은?

157
다음 반응에서 생성물 P의 구조로 옳은 것은?

158

다음 반응에서 생성물 P의 구조로 옳은 것은?

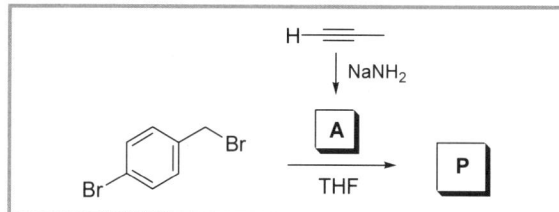

① ② ③ ④
⑤ No reaction

159

다음 반응에서 생성물 P의 구조로 옳은 것은?

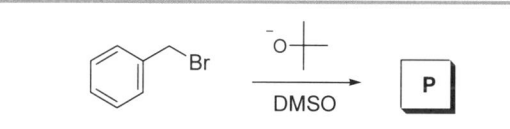

① ② ③ ④
⑤ No reaction

160

다음 반응에서 생성물 P의 구조로 옳은 것은?

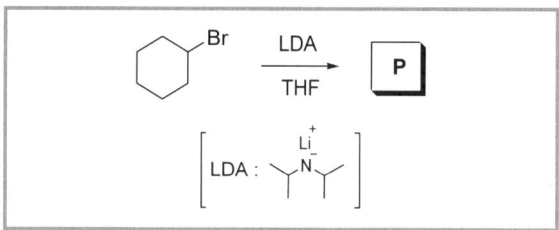

① ② ③ ④
⑤ No reaction

161

다음 반응에서 생성물 P의 구조로 옳은 것은?

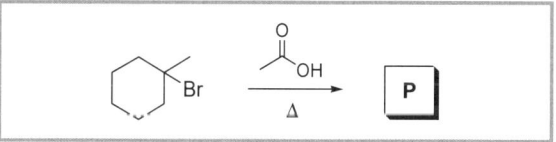

① ② ③ ④ ⑤

03 • 할로젠화 알킬

162
다음 반응에서 생성물 P의 구조로 옳은 것은?

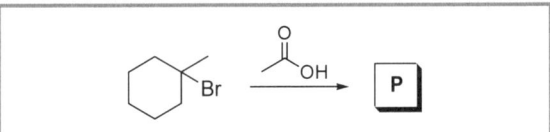

163
다음 반응에서 생성물 P의 구조로 옳은 것은?

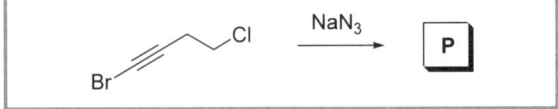

164
다음 반응에서 생성물 P의 구조로 옳은 것은?

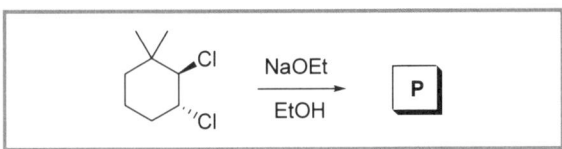

165
다음 반응의 생성물 P에 관한 설명으로 옳은 것은?

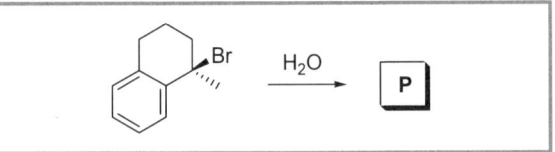

① Meso compound
② Racemic mixture
③ Same molecule
④ Diastereomer
⑤ Structural isomer

166

다음 A, B 각 반응의 생성물로 옳은 것끼리 짝지은 것은?

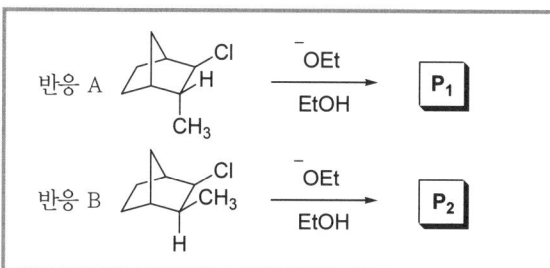

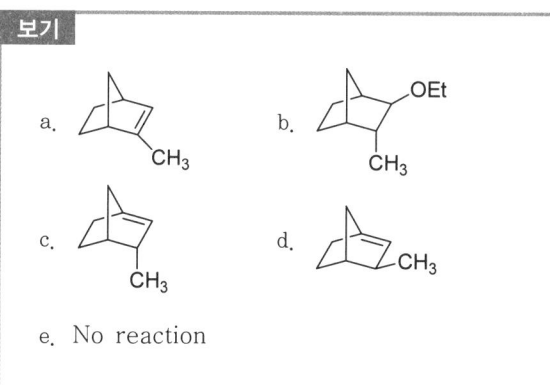

① P₁-a, P₂-b ② P₁-a, P₂-e ③ P₁-e, P₂-d
④ P₁-d, P₂-d ⑤ P₁-c, P₂-b

167

다음 반응의 생성물에 대한 설명으로 옳은 것은?

① S configuration
② R configuration
③ Racemic mixture
④ Meso compound
⑤ No reaction

168

다음은 반응물 R을 아래의 반응 통해 1,2-diol을 합성하는 과정이다. 반응물 R은 무엇인가?

03 · 할로젠화 알킬

169
다음 반응에서 주 생성물 P의 구조로 옳은 것은?

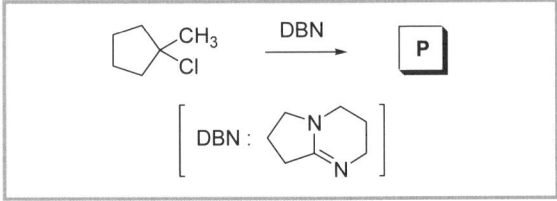

① (methylenecyclopentene with CH3 on sp2)
② (methylenecyclopentane)
③ (3-methylcyclopentene)
④ (1-methyl-1-DBN-cyclopentane)
⑤ (cyclohexene)

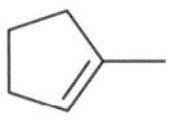

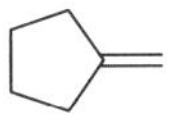

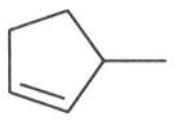

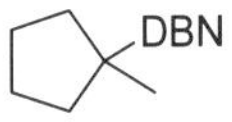

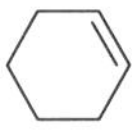

170
다음 반응에서 알킬 할라이드와 CN⁻의 농도를 두 배로 증가시켜준다면, 반응속도에는 어떤 변화가 일어나겠는가?

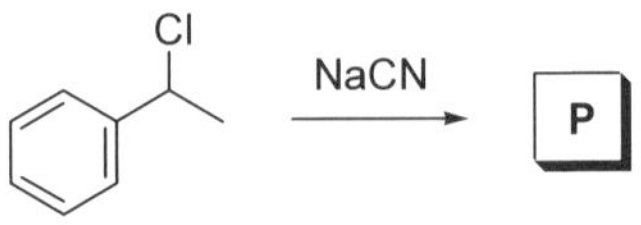

① 반응속도에 아무런 영향을 주지 않는다.
② 반응속도는 두 배 빨라진다.
③ 반응속도는 세 배 빨라진다.
④ 반응 속도는 네 배 빨라진다.
⑤ 반응 속도는 여섯 배 빨라진다.

171
다음 중 가장 안정한 탄소양이온은 무엇인가?

① (2° cyclohexyl with CH3)
② (2° cyclohexyl cation)
③ (primary benzyl-like CH2+ on cyclohexane)
④ (cyclohexyl-CH2CH3 cation)
⑤ (3° cyclohexyl with two CH3)

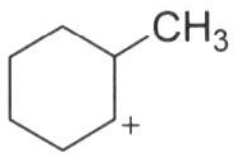

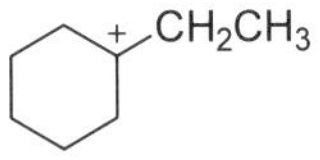

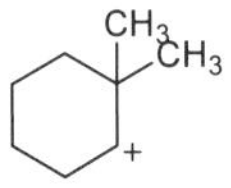

172
다음 〈보기〉의 탄소양이온을 안정한 순으로 옳게 배열한 것은?

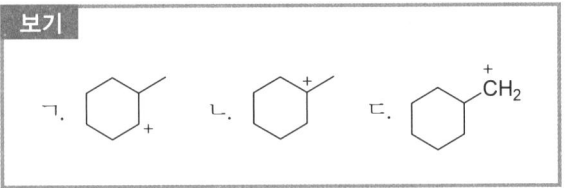

① ㄱ < ㄴ < ㄷ
② ㄴ < ㄱ < ㄷ
③ ㄴ < ㄷ < ㄱ
④ ㄷ < ㄱ < ㄴ
⑤ ㄷ < ㄴ < ㄱ

173
다음 〈보기〉의 탄소양이온 중 가장 안정한 것은?

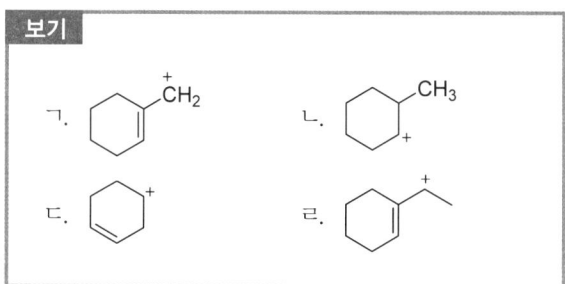

① ㄱ ② ㄴ ③ ㄷ
④ ㄹ ⑤ ㄱ, ㄹ

174
다음 중 가장 좋은 이탈기는 무엇인가?

① $^-NH_2$ ② Cl^- ③ $^-CH_3$
④ ^-OH ⑤ H^-

175
다음 중 가장 좋은 이탈기는 무엇인가?

① H_2O ② ^-OH ③ $^-NH_2$
④ $^-CH_3$ ⑤ NH_3

[176~177]
다음 〈보기〉에 주어진 용매를 보고 물음에 답하시오.

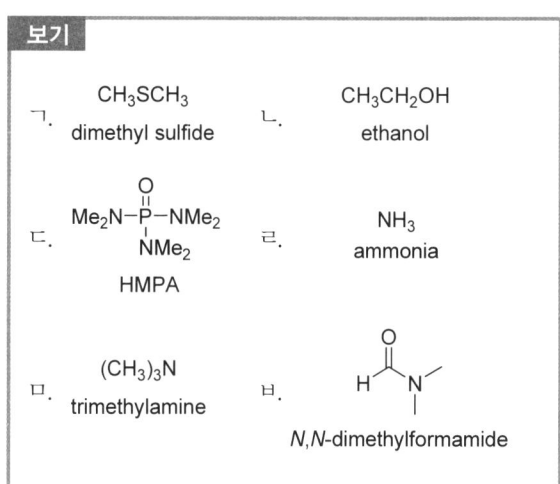

176
위 〈보기〉에서 극성양성자성 용매(polar protic solvent)를 모두 고른 것은?

① ㄴ, ㄹ
② ㄱ, ㄴ, ㄷ
③ ㄷ, ㄹ, ㅂ
④ ㄱ, ㄷ, ㅁ, ㅂ
⑤ ㄱ, ㄴ, ㄷ, ㅁ

177
위 〈보기〉에서 극성 비양성자성 용매(polar aprotic solvent)를 모두 고른 것은?

① ㄴ, ㄹ
② ㄱ, ㄴ, ㄷ
③ ㄷ, ㄹ, ㅂ
④ ㄱ, ㄷ, ㅁ, ㅂ
⑤ ㄱ, ㄴ, ㄷ, ㅁ

03 • 할로젠화 알킬

178
다음 중 극성 비양성자성 용매(polar aprotic solvent)를 고른 것은?

① CH₃—CH(OH)—CH₃

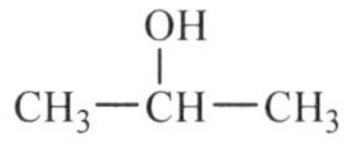

② H₂O

③ H—C(=O)—N(CH₃)₂

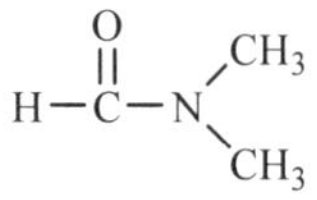

④ CH₃CH₂CH₂CH₂OH

⑤ CH₃CH₂CH₂CH₂CH₃

179
다음 화학종 중 극성 비양성자성 용매에서 강한 친핵체의 역할을 하는 것은?

① $^-NH_2$ ② ^-OH ③ Br^-
④ $^-CH_3$ ⑤ H_2O

180
다음 화학종 중 극성 양성자성 용매에서 강한 친핵체의 역할을 하는 것은?

① F^- ② Cl^- ③ ^-OH
④ CH_3O^- ⑤ CH_3S^-

181
다음 화학종 중 극성 비양성자성 용매에서 강한 친핵체의 역할을 하는 것은?

① CH_3O^- ② $CH_3CH_2^-$ ③ ^-OH
④ F^- ⑤ $^-NH_2$

182

다음 용매 또는 용매의 혼합물 중 S_N1 메커니즘으로의 반응이 가장 빨리 일어나는 것을 고른 것은?

① 25% $CH_3-\overset{\overset{O}{\|}}{S}-CH_3$
  75% CH_3-OH

② 50% $CH_3-\overset{\overset{O}{\|}}{C}-CH_3$
  50% CH_3-OH

③ CH_3-OH

④ $CH_3-\overset{\overset{O}{\|}}{S}-CH_3$

⑤ $CH_3-\overset{\overset{O}{\|}}{C}-CH_3$

183

1차 알킬 할라이드가 강한 친핵체와 반응할 때 이 반응은 어떤 메커니즘으로 진행되는가?

① S_N1 ② S_N2 ③ E1
④ E2   ⑤ S_N1 과 E1

184

다음 중 S_N1 메커니즘에 대한 설명으로 옳지 <u>않은</u> 것은?

① 반응은 3차 알킬 할라이드에서 가장 빠르게 일어난다.
② 이탈기가 반응속도에 영향을 준다.
③ 친핵체의 세기가 증가해도 반응속도와는 무관하다.
④ 입체배열의 반전만이 일어난다.
⑤ 반응은 다단계로 일어난다.

185

다음 알킬 할라이드 중 S_N1 반응이 가장 빠르게 일어나는 것은?

03 · 할로젠화 알킬

186
다음 중 S_N2 반응에 대한 설명을 옳지 <u>않은</u> 것은?

① 반응은 1차 알킬 할라이드에서 가장 빨리 일어난다.
② 친핵체와 기질의 농도 모두 반응속도에 관여한다.
③ 이탈기는 반응속도에 영향을 미친다.
④ 반응 시 입체반전이 수반된다.
⑤ 물과 알코올과 같은 극성양성자성 용매 하에서 반응이 빠르게 진행된다.

187
〈보기〉에 있는 세 종류의 알킬 할라이드를 S_N2 반응성이 증가하는 순으로 바르게 나열한 것은?

보기
ㄱ. ⟩—Cl ㄴ. ⌒Cl ㄷ. ⌒Br

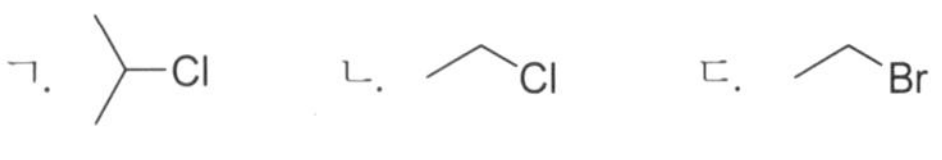

① ㄱ < ㄴ < ㄷ
② ㄱ < ㄷ < ㄴ
③ ㄴ < ㄱ < ㄷ
④ ㄴ < ㄷ < ㄱ
⑤ ㄷ < ㄴ < ㄱ

188
다음 반응에서 생성물 P의 구조로 옳은 것은?(정답 2개)

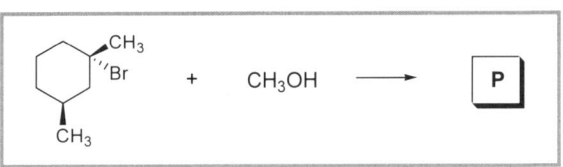

① 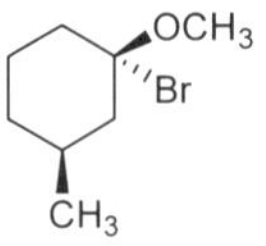 ② 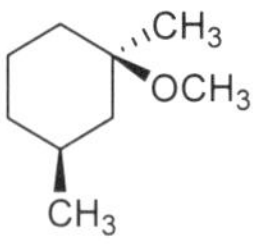 ③ 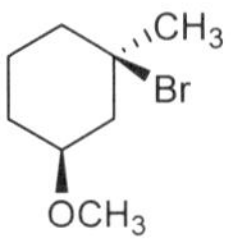 ④ 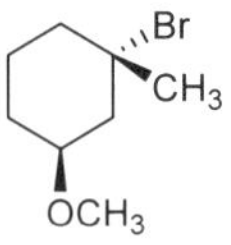 ⑤ (구조식 보기)

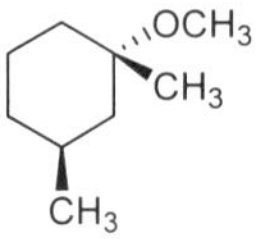

189
다음 반응에서 생성물 P의 구조로 옳은 것은?

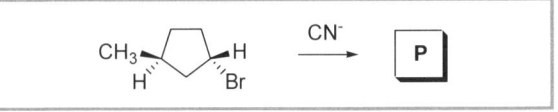

① 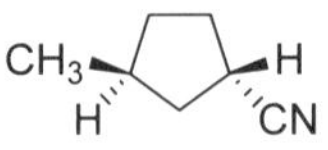 ② 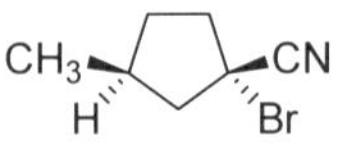 ③ 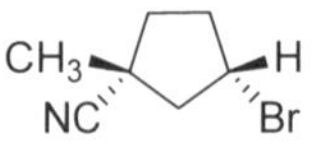 ④ 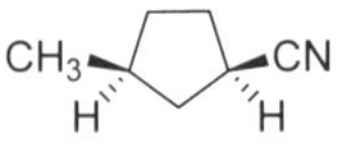 ⑤ (구조식 보기)

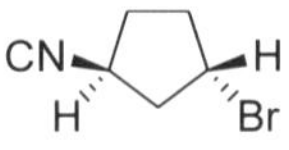

190

다음 반응에서 출발물질 R의 구조로 옳은 것은?

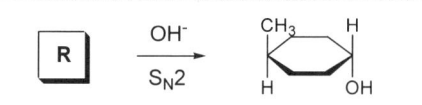

① (CH₃, H / H, H cyclohexane)
② (CH₃, CH₃ / H, H)
③ (CH₃, Br / H, H)
④ (CH₃, H / H, Br)
⑤ (CH₃, H / H, CH₃)

191

다음 반응에서 출발물질 R의 구조로 옳은 것은?

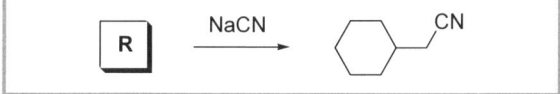

① cyclohexane-OH (with CH₃)
② cyclohexane-CH₂CH₃
③ cyclohexane-CH₂Br
④ cyclohexane-CH₃
⑤ cyclohexane-OH

192

알킬 할라이드가 좋은 친전자체인 이유를 옳게 설명한 것은?

① 할로젠 원자와 결합되어있는 탄소원자가 부분적인 음전하를 띠고 있기 때문이다.
② 할로젠 원자와 결합되어있는 탄소원자가 부분적인 양전하를 띠고 있기 때문이다.
③ 할로젠 원자와 결합되어있는 탄소원자가 전기적으로 음성을 띠고 있기 때문이다.
④ 탄소원자와 결합되어있는 할로젠 원자가 좋은 전자 주개이기 때문이다.
⑤ 탄소원자와 할로젠 원자가 매우 강한 결합을 하고 있기 때문이다.

193

다음 반응에서 친핵체는 무엇인가?

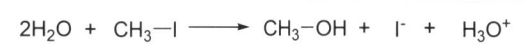

$2H_2O + CH_3-I \longrightarrow CH_3-OH + I^- + H_3O^+$

① H_2O
② CH_3I
③ CH_3OH
④ I^-
⑤ H_3O^+

03 할로젠화 알킬

194
다음 반응에서 생성물 P의 구조로 옳은 것을 〈보기〉에서 모두 고른 것은?

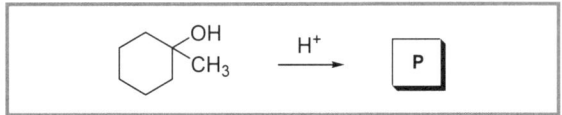

보기
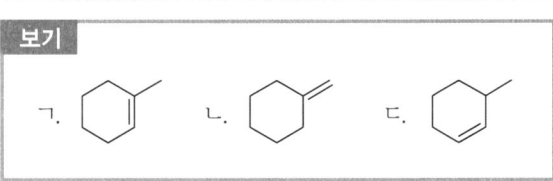

① ㄱ ② ㄴ ③ ㄷ
④ ㄱ, ㄴ ⑤ ㄱ, ㄴ, ㄷ

195
다음 반응에서 생성물 P의 구조로 옳은 것은 〈보기〉에서 모두 고른 것은?

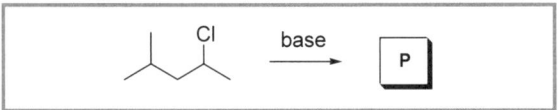

보기
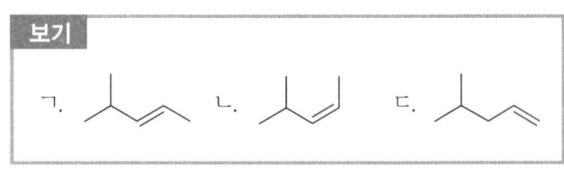

① ㄱ ② ㄴ ③ ㄷ
④ ㄱ, ㄴ ⑤ ㄱ, ㄴ, ㄷ

196
다음 반응에서 주생성물 P의 구조로 옳은 것은?

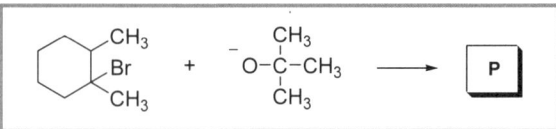

197
다음 반응에서 생성물 P의 구조로 옳은 것은?

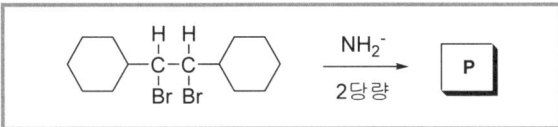

198

다음 반응에서 생성물 P의 구조로 옳은 것을 〈보기〉에서 모두 고른 것은?

$$CH_3CH_2-\underset{Br}{\underset{|}{\overset{CH_3}{\overset{|}{C}}}}-CH_2CH_3 + \overset{+}{K}\overset{-}{O}-\underset{CH_3}{\underset{|}{\overset{CH_3}{\overset{|}{C}}}}-CH_3 \longrightarrow \boxed{P}$$

보기

ㄱ. $CH_3CH_2-\underset{O(CH_3)_3}{\underset{|}{\overset{CH_3}{\overset{|}{C}}}}-CH_2CH_3$

ㄴ. $CH_3CH_2-\underset{}{\overset{CH_2}{\overset{\|}{C}}}-CH_2CH_3$

ㄷ. $CH_3CH=\underset{}{\overset{CH_3}{\overset{|}{C}}}-CH_2CH_3$

① ㄱ ② ㄴ ③ ㄷ
④ ㄱ, ㄴ ⑤ ㄴ, ㄷ

199

다음 반응에서 출발물질 R의 구조로 옳은 것은?

$$\boxed{R} \xrightarrow{(CH_3)_3CO^-} \begin{array}{c} CH_3CH=\overset{CH_3}{\underset{}{C}}-C_6H_{11} \\ + \\ CH_2=CH-\underset{H}{\overset{CH_3}{\underset{|}{C}}}-C_6H_{11} \end{array}$$

① $\underset{Br}{\overset{CH_3}{CH}}-\underset{H}{\overset{CH_3}{C}}-C_6H_{11}$
② $\underset{H}{\overset{CH_3}{CH}}-\underset{Br}{\overset{CH_3}{C}}-C_6H_{11}$
③ $\underset{H}{\overset{CH_3}{CH}}-\underset{Br}{\overset{CH_3}{C}}-C_6H_{11}$
④ $\underset{H}{\overset{CH_3}{CH}}-\underset{H}{\overset{CH_3}{C}}-C_6H_{11}$ (Br 위치)
⑤ $\underset{H}{\overset{CH_3H_2C-Br}{CH}}-\underset{H}{C}-C_6H_{11}$

200

다음 알킬 할라이드 중 제거반응이 잘 일어나면서 반응 속도식이 1차인 것은?

① cyclohexyl-CH$_2$Br
② cyclohexyl-CH$_2$I
③ 1-methyl-1-bromocyclohexane
④ 1-methyl-2-chlorocyclohexane
⑤ 1-methyl-3-bromocyclohexane

201

다음 알킬 할라이드 중 E2 반응이 가장 빨리 일어나는 것은?

① 1-methyl-3-iodocyclohexane
② cyclohexyl-CH$_2$I
③ 1-methyl-1-iodocyclohexane
④ 1-methyl-1-bromocyclohexane
⑤ 1-methyl-2-bromocyclohexane

03 · 할로젠화 알킬

202
다음 중 E2 반응에 대한 설명으로 옳지 않은 것은?

① 3차 알킬 할라이드에서 가장 빨리 일어난다.
② 반응속도식은 2차이다.
③ E2 반응은 두 단계 과정으로 진행된다.
④ 할로젠화 알킬을 센 염기와 반응시킬 때 잘 일어난다.
⑤ 수소와 이탈기가 안티 준평면의 기하구조를 가져야 한다.

203
다음 화합물에서 E2 반응이 일어나기 위해 a~e까지 표시된 수소 중 제거되어야 할 수소를 고른 것은?

① H_a ② H_b ③ H_c
④ H_d ⑤ H_e

204
다음 중 E1 반응에 대한 설명으로 옳지 않은 것은?

① 반응은 3차 알킬 할라이드에서 빠르게 일어난다.
② 더 좋은 이탈기일 수록 반응속도는 증가한다.
③ 염기의 농도는 반응속도에 영향을 주지 않는다.
④ 1차 반응속도식을 갖는다.
⑤ 수소와 이탈기가 안티 준평면의 기하구조를 가져야 한다.

205
다음 cycloalkene 중 가장 안정한 것은?

206
3차 알킬 할라이드는 약염기와 약한 친핵체와 반응한다. 이 때 반응은 어떤 메커니즘으로 진행되겠는가?

① S_N1 ② S_N2 ③ E1
④ E2   ⑤ S_N1 과 E1

207
3차 알킬 할라이드가 강한 염기와 반응할 때 이 반응은 어떤 메커니즘으로 진행되겠는가?

① S_N1 ② S_N2 ③ E1
④ E2   ⑤ S_N1 과 E1

208
2차 알킬 할라이드는 약염기와 약한 친핵체와 반응한다. 이 때 반응은 어떤 메커니즘으로 진행되겠는가?

① S_N1 ② S_N2 ③ E1
④ E2   ⑤ S_N1과 E1

209
2차 알킬 할라이드가 강하고 bulky한 염기와 반응할 때 이 반응은 어떤 메커니즘으로 진행되겠는가?

① S_N1 ② S_N2 ③ E1
④ E2   ⑤ S_N1과 E1

04 컨쥬게이션 다이엔

210
다음 중 conjugation을 보이는 화합물은?

① =C=⟋⟍   ② ⟋=⟍=⟋

③ 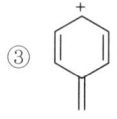   ④ ⬡

⑤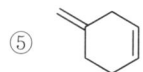

211
다음 양이온의 안정성이 증가하는 순으로 바르게 배열한 것은?

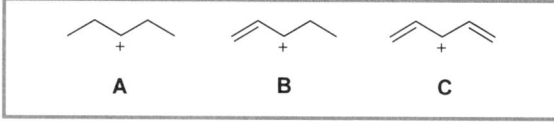

① A, B, C
② A, C, B
③ B, C, A
④ C, A, B
⑤ C, B, A

212
cyclopentadiene의 HBr 첨가반응에서 kinetic product로 옳은 것은?

213
Diels-Alder 반응에 대한 설명으로 옳지 <u>않은</u> 것은?

① 단일단계(concerted reaction)반응이다.
② 고리형 전이상태를 거친다.
③ 다이엔은 전자밀도가 부족해야하고, 친다이엔체는 전자밀도가 풍부해야 반응이 잘 일어난다.
④ 열 조건에 의한 반응과 빛 조건에 의한 반응이 있다.
⑤ endo가 주생성물이다.

214
다음 반응이 이루어지기 위한 조건은 무엇인가?

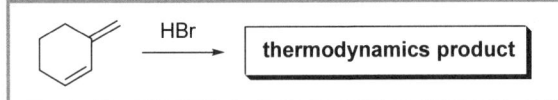

① HBr excess
② 반응시간이 길어야 한다.
③ 낮은 온도조건하의 반응
④ 고압하에서의 반응
⑤ peroxide를 사용해야 한다.

215
다음 화합물의 공명구조로 적합한 것은 무엇인가?

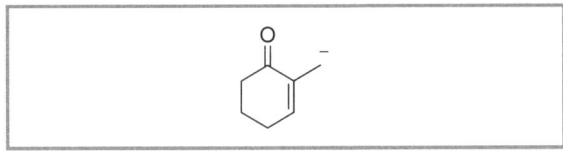

① 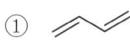 ②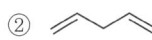

③ 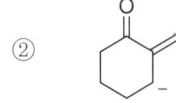 ④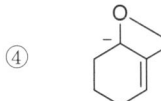

⑤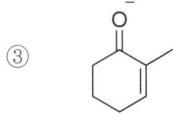

216
다음 중 가장 긴 파장의 빛을 흡수하는 구조는?

217
다음 중 Diels-Alder 반응에 대한 설명으로 옳지 않은 것은?
① 세 개의 π 결합이 항상 깨진다.
② 친다이엔체는 전자 끄는 기를 포함하고 있어야 한다.
③ 항상 두 개의 σ 결합이 형성된다.
④ 다이엔과 친다이엔체의 반응으로 exo 생성물이 주 생성물로 얻어진다.
⑤ 반응하기 빨리 진행되기 위해서 다이엔은 반드시 S-cis configuration 이어야 한다.

04 • 컨쥬게이션 다이엔

218
다음 반응에서 생성물 P의 구조로 옳은 것은?

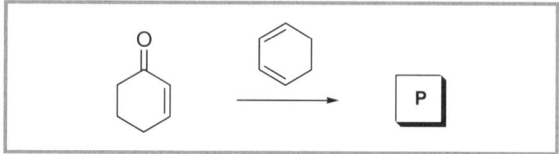

① 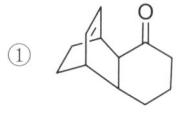   ②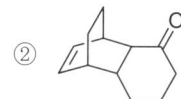

③ 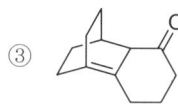   ④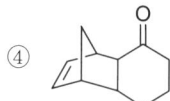

⑤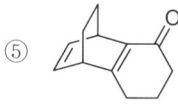

219
일반적으로 다이엔은 Diels-Alder 반응을 할 수 있다고 배웠다. 그러나 아래와 같은 화합물은 Diels-Alder 반응을 하지 못한다. 그 이유를 바르게 설명한 것은?

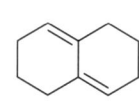

① 콘쥬게이션 다이엔이 아니기 때문이다.
② 격리된(isolated) 다이엔이기 때문이다.
③ 화합물 내에 전자 끄는 기가 없기 때문이다.
④ 화합물 내에 전자 주는 기가 없기 때문이다.
⑤ 이 화합물은 S-cis configuration이 아니기 때문이다.

220
다음 반응에서 생성물 A의 구조로 옳은 것은?

221

다음 반응에서 생성물을 얻기 위해 사용한 친다이엔체 (dienophile) A로 옳은 것은?

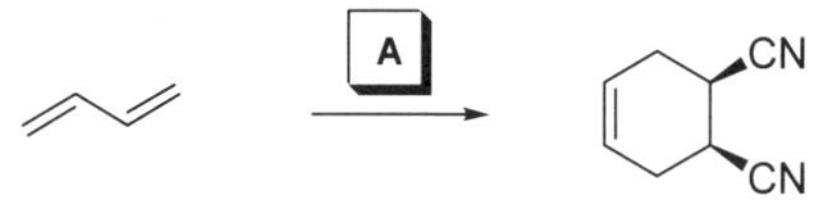

① NC-CH=CH-CN (trans)
② (CH₃)(CN)C=C(CH₃)(CN)
③ CH₂=C(CN)-CH=CH-CN 형태 (1,1-dicyano)
④ NC-CH=CH-CN (cis)
⑤ (NC)₂C=CH₂

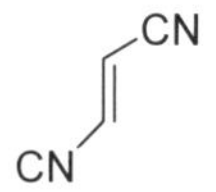

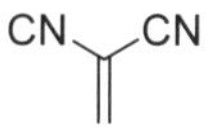

222

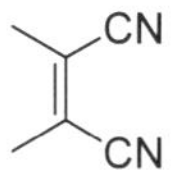

다음 반응을 완성하기 위해 사용해야할 시약 A로 옳은 것은?

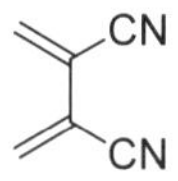

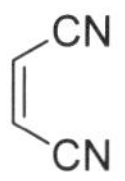

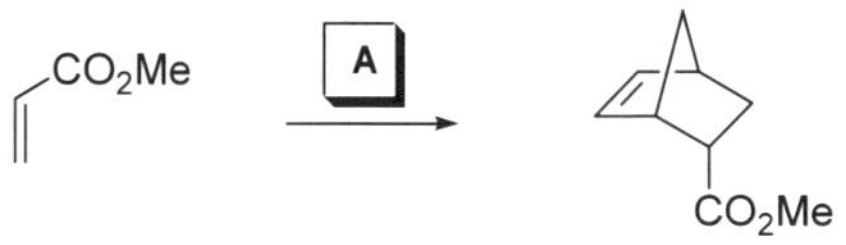

① cyclopentadiene
② ethylene
③ cyclohexene
④ 1,3-cyclohexadiene
⑤ norbornadiene

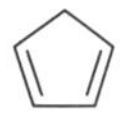

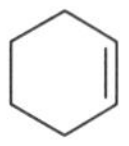

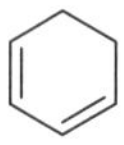

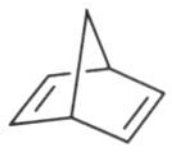

04 • 컨쥬게이션 다이엔

223
다음 반응에서 생성물 P의 구조로 옳은 것은?

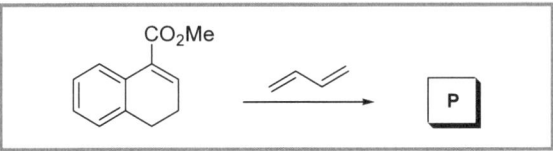

224
다음 반응에서 생성물 P의 구조로 옳은 것은?

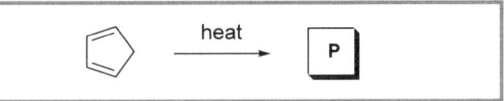

225

다음 반응에서 생성물 P의 구조로 옳은 것은?

226

다음 반응에서 출발물질 R의 구조로 옳은 것은?

05 방향족 화합물

227
다음 구조에서 화살표가 가리키는 곳의 혼성은 무엇인가?

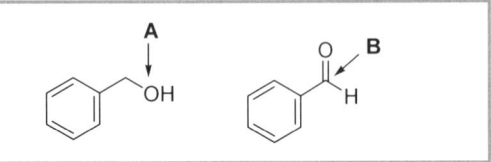

① A-sp², B-sp²
② A-sp³, B-sp²
③ A-sp³, B-sp³
④ A-sp, B-sp
⑤ A-sp², B-sp³

228
다음 화합물의 이름은 무엇인가?

① 1,6-dimethylbenzene
② 2-methyltoluene
③ Cresol
④ 1,2-dimethylbenzene
⑤ m-methyltoluene

229
다음 화합물 중 anisole의 구조로 옳은 것은?

230
다음 중 1-bromo-2,4-dinitrobenzene의 구조로 옳은 것은?

231
다음 중 p-bromoanisole의 구조인 것은?

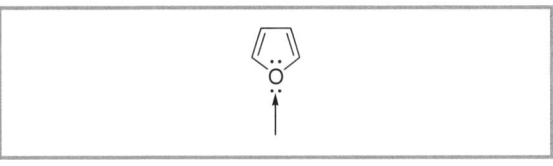

232
aromaticity을 판단하기 위한 기준으로 옳지 않은 것을 고르면?

① 2n+4개의 π 전자 또는 비공유전자쌍이 있어야 한다.
② 고리 화합물이어야 한다.
③ 컨쥬게이션 되어 있어야한다.
④ 사슬형태는 방향족성을 가질 수 없다.
⑤ 평면구조이면서 분자를 이루는 원자의 혼성이 sp^2 이어야 한다.

233
다음 구조에서 화살표가 가리키는 곳의 혼성은 무엇인가?

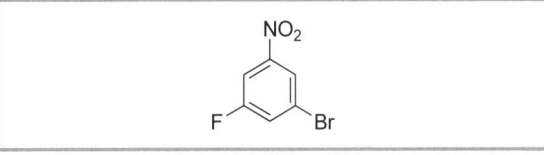

① sp ② sp^2 ③ sp^3
④ sp^3d ⑤ sp^3d^2

234
다음 화합물의 이름은 무엇인가?

① 1-bromo-3-fluoro-5-nitrobenzene
② 1-fluoro-3-bromo-5-nitrobenzene
③ 3-bromo-5-fluoro-1-nitrobenzene
④ 3-fluoro-5-bromo-1-nitrobenzene
⑤ 5-bromo-1-fluoro-3-nitrobenzene

05. 방향족 화합물

235
다음 중 방향족성이 〈보기〉 화합물은 무엇인가?

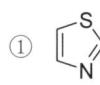 ①   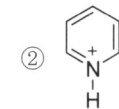 ②

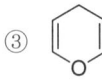 ③   ④

⑤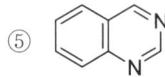

236
방향족 화합물의 친전자성 치환반응의 일반적인 메커니즘에서 가장 마지막 번째 단계는 무엇인가?

① 수소첨가
② 수소제거
③ 친전자체 첨가
④ 친전자체 제거
⑤ 친핵체 첨가

237
방향족 나이트로화 반응의 친전자체는 무엇인가?

① NO^+ ② NO_2^+ ③ NO_3^+
④ NO_2H ⑤ NO_2

238
방향족 설폰화 반응의 친전자체는 무엇인가?

① H_2SO_3 ② H_2SO_4 ③ SO_3
④ HSO_3^+ ⑤ SO_2

239
방향족 나이트로화 반응에서 황산을 사용하는 이유로 옳은 것은?

① 강산 조건 하에서 반응을 진행시키기 위해서
② 친전자체의 반응성을 증가시키기 위해서
③ 방향족 고리에서 수소를 제거하기 위해서
④ 중화 반응을 위해서
⑤ 방향족 고리의 지나친 활성을 감소시키기 위해

240
Friedel-Craft 알킬화 반응에서 친전자체는 무엇인가?

① carbocation
② lewis acid-base complex
③ halogen
④ AlCl$_3$
⑤ ate complex

241
다음 화합물중 Friedel-Craft 알킬화 반응에서 친전자체로 사용할 수 없는 것은? (정답 2개)

242
친전자성 방향족 치환반응에서의 치환기효과를 결정짓는 요소는 무엇인가?

① Anomeric and hyperconjugation
② Inductive and steric effect
③ Inductive and Resonance effect
④ Resonance and Steric effect
⑤ Steric and hyperconjugation

05 방향족 화합물

243
치환기중 OH가 ortho, para-**지향성인 이유로 옳은 것은?**

① OH는 meta-지향기이다.
② 탄소 양이온 중간체를 불안정화 시키기 때문이다.
③ 입체장애가 작기 때문이다.
④ meta-위치에 치환기가 도입된 경우 생성된 탄소 양이온 중간체를 공명 효과에 의해 안정화 시킬 수 있기 때문이다.
⑤ ortho, para-위치에 치환기가 도입된 경우 생성된 탄소 양이온 중간체를 공명 효과에 의해 안정화 시킬 수 있기 때문이다.

244
Friedel-Craft 알킬화 반응의 제한요소가 아닌 것은?

① Aryl halide, vinyl halide와 반응하지 않는다.
② NH$_2$나 NO$_2$가 치환기로 존재하면 반응이 잘 일어나지 않는다.
③ AlCl$_3$를 사용해야 한다.
④ 다중 알킬화가 일어난다.
⑤ 탄소 양이온의 재배열이 일어난다.

245
다음 화합물과 친전자성 방향족 치환반응을 수행하였을 때 생성물의 친전자체의 위치는 어디인가?(정답2개)

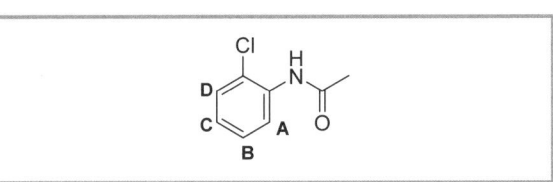

① A ② B ③ C
④ D ⑤ 모두

246
다음 화합물과 친전자성 방향족 치환반응을 수행하였을 때 생성물의 친전자체의 위치는 어디인가? (정답 2개)

① A ② B ③ C
④ D ⑤ 모두

247
다음 구조와 공명구조 관계인 것은?

248
나프탈렌을 친전자체와 반응시켜 얻은 아래의 중간체 양이온에 대한 공명구조가 아닌 것은?

249
다음 반응에서 생성물 P의 구조로 옳은 것은?

05. 방향족 화합물

250
다음 반응에서 생성물 P의 구조로 옳은 것은?

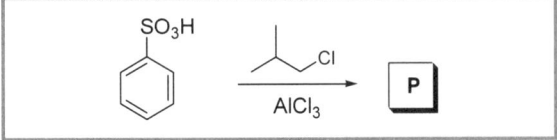

① (m-isobutyl benzenesulfonic acid)
② (p-isobutyl benzenesulfonic acid)
③ (p-tert-butyl benzenesulfonic acid)
④ (o-isobutyl benzenesulfonic acid)
⑤ (m-tert-butyl benzenesulfonic acid)

251
벤젠을 출발물질로 하여 다음과 같은 결과 물질을 얻기 위해 사용해야 하는 시약으로 옳은 것은?

① [1]HNO_3, H_2SO_4, [2]CH_3COCl, $AlCl_3$
② [1]HNO_3, H_2SO_4, [2]CH_3COCl, $AlCl_3$, [3]H_2/Pd
③ [1]H_2SO_4, SO_3, [2]CH_3COCl, $AlCl_3$
④ [1]CH_3COCl, $AlCl_3$, [2]H_2/Pd, [3]HNO_3, H_2SO_4
⑤ [1]CH_3Cl, $AlCl_3$, [2]HNO_3, H_2SO_4

252
다음 반응을 완결시키기 위해 필요한 시약 A로 옳은 것은?

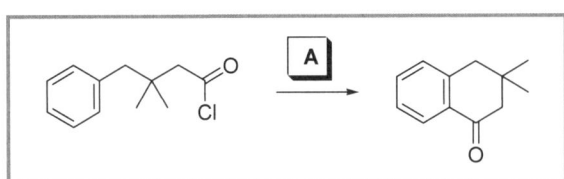

① HCl, H_2O ② $AlCl_3$ ③ $FeBr_3$
④ H_2/Pd ⑤ H_2SO_4

253

다음 두 반응의 완결을 위해 공통으로 필요한 시약 A로 옳은 것은?

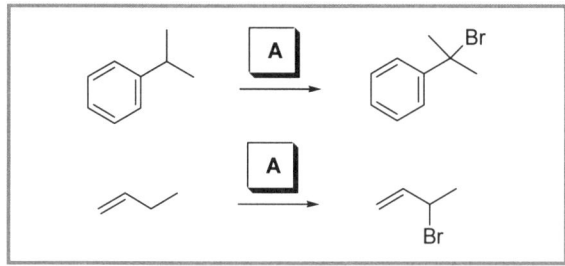

① NBS, H2O ② Br₂, FeBr₃ ③ NBS, light
④ Br₂/CCl4 ⑤ ZnBr₂, HBr

255

다음 화합물 중 친전자성 방향족 치환반응의 반응성이 가장 적은 화합물은?

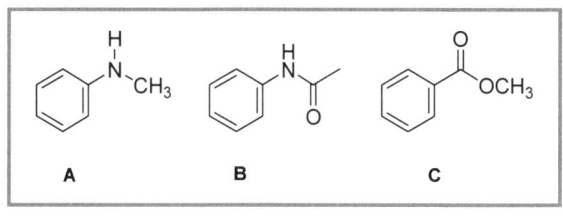

① A ② B ③ C
④ B, C ⑤ A, C

254

다음 아래의 화합물을 친전자성 방향족 치환반응의 반응성이 증가하는 순으로 옳게 배열한 것은?

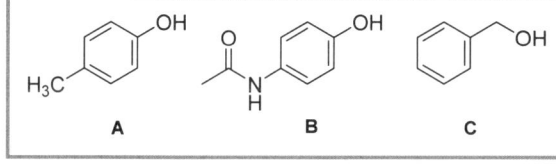

① A < B < C ② A < C < B ③ B < C < A
④ C < A < B ⑤ C < B < A

256

다음 〈보기〉에서 방향족성(aromaticity)을 가지는 않는 화합물을 모두 고른 것은?

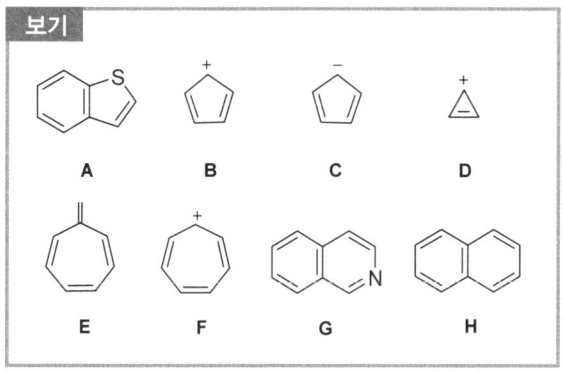

① A, F ② B, E ③ D, H
④ E, F ⑤ F, G

05 방향족 화합물

257
다음 〈보기〉에서 방향족성(aromaticity)을 가지는 화합물을 모두 고른 것은?

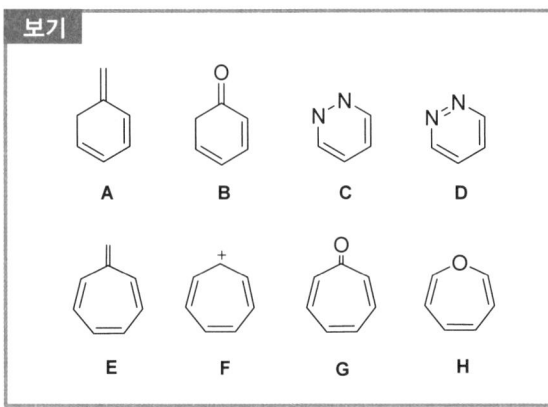

① A, D, F
② B, E, G
③ C, G, H
④ D, F, G
⑤ C, E, H

258
다음 화합물 중 방향족성을 가지지 <u>않는</u> 것은?

①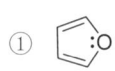
②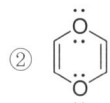
③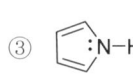
④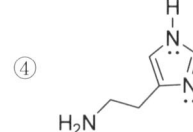
⑤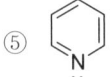

259
다음 반응에서 사용할 수 있는 시약은 무엇인가?

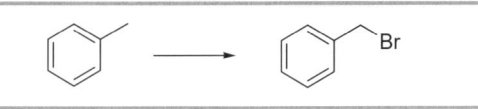

① Br_2, $FeBr_3$
② NBS, light
③ CH_2Br_2, $AlBr_3$
④ $AlBr_3$
⑤ HBr

260
다음 반응에서 사용할 수 있는 시약은 무엇인가?

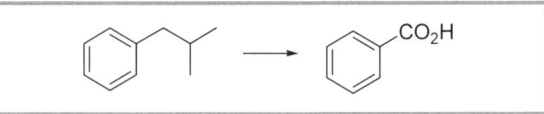

① Mg, CO_2
② Br_2, $FeBr_3$
③ O_3, Zn, H_2O
④ $KMnO_4$
⑤ PCC

261

다음 환원반응을 하기 위해서 어떤 과정을 거쳐야 하는가?

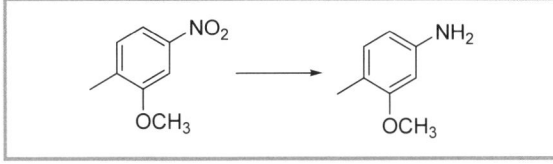

① NaBH₄ ② Fe, HCl ③ LiAlH₄
④ KMnO₄ ⑤ HNO₃

262

다음 반응에서 생성물 P의 구조로 옳은 것은? (정답 2개)

263

다음 반응에서 생성물 P의 구조로 옳은 것은?

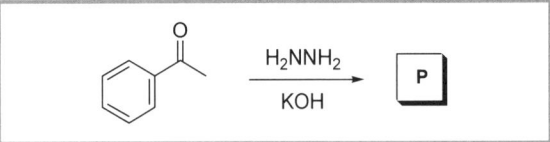

05 • 방향족 화합물

264
다음 반응에서 생성물 P의 구조로 옳은 것을 〈보기〉에서 모두 고른 것은?

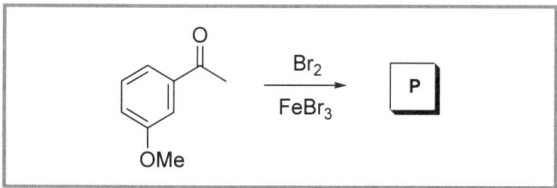

보기

A, B, C, D 구조

① A ② B ③ C
④ D ⑤ A, C

265
다음 반응에서 생성물 P의 구조로 옳은 것은?

266
다음 반응에서 생성물 P의 구조로 옳은 것은?

267

다음 반응에서 생성물 P로 옳은 것을 〈보기〉에서 모두 고른 것은?

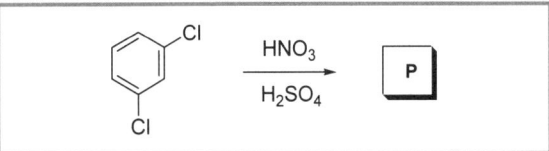

보기에서 A, B, C 중

① A ② B ③ C
④ A, B ⑤ A, C

268

다음 반응에서 생성물 P의 구조로 옳은 것은?

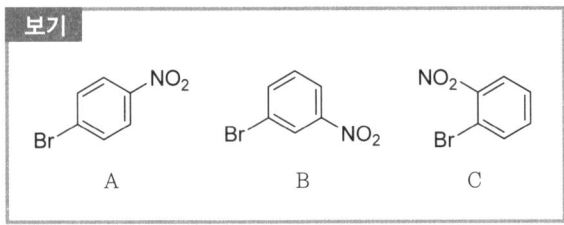

269

다음 반응에서 주생성물 P의 구조로 옳은 것은?

05 방향족 화합물

270
다음 반응에서 주생성물 P의 구조로 옳은 것은?

271
다음 반응에서 주생성물 P로 옳은 것은?

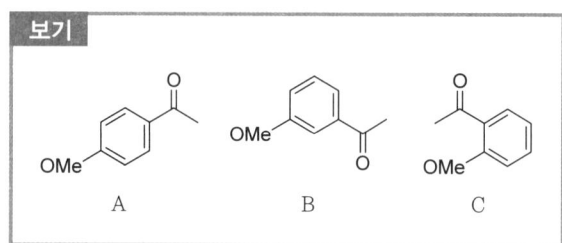

① A
② B
③ C
④ A, B
⑤ A, C

272
다음 반응에서 주생성물 P의 구조로 옳은 것은?

273

다음 환원반응에서 주생성물 P의 구조로 옳은 것은?

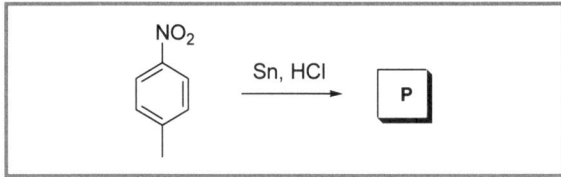

① NH₂ (para to CH₃)

② NH₂ with Cl ortho to NH₂, CH₃ para to NH₂

③ NH₂ with Cl ortho to CH₃

④ NH₂ with Cl ortho to CH₃ (different position)

⑤ NO₂ with Cl para

274

벤젠을 출발물질로 하여 여러 단계의 반응을 거쳐 최종 생성물 A를 합성하려 한다. 합성을 위해 사용해야할 시약을 순서대로 나열한 것은?

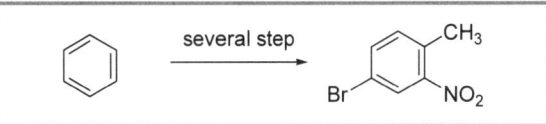

보기

ㄱ. CH₃Cl, AlCl₃
ㄴ. HNO₃, H₂SO₄
ㄷ. Br₂, FeBr₃
ㄹ. NBS

① ㄱ → ㄴ → ㄹ
② ㄱ → ㄹ → ㄴ
③ ㄴ → ㄱ → ㄹ
④ ㄴ → ㄷ → ㄹ
⑤ ㄷ → ㄱ → ㄴ

275

다음 반응을 위해 사용해야 할 시약 A로 옳은 것은?

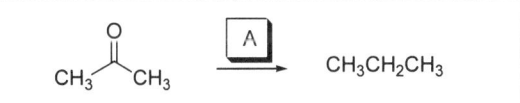

① NaBH₄
② H₂NNH₂, KOH
③ H₂, Pd/C
④ KMnO₄
⑤ LiAlH₄

05 방향족 화합물

276
다음 반응을 완결시키기 위해 필요한 시약 A로 옳은 것은?

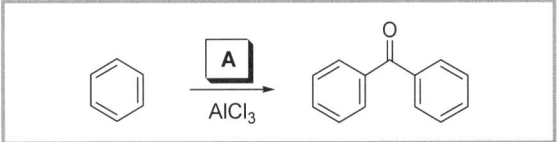

① benzoic acid (CO₂H)
② benzoyl chloride (COCl)
③ phenol (OH)
④ phenylacetic acid (CH₂CO₂H)
⑤ phenylacetone (CH₂COCH₃)

277
다음 친전자성 방향족 치환반응에 대한 설명 중 옳지 않은 것은?

① $-OCH_3$는 강한 활성기이므로 벤젠고리는 o, p를 지향한다.
② $-OCH_3$는 활성 감소기이므로 벤젠고리는 o, p를 지향한다.
③ $-Cl$은 전기적으로 음성을 띠기 때문에 벤젠고리의 활성을 감소시킨다.
④ $-Cl$은 활성감소기임에도 불구하고 벤젠고리는 o, p를 지향한다.
⑤ $-Cl$은 전자를 끌어당기는 유도효과로 인해 벤젠고리의 활성을 감소시킨다.

278
다음 〈보기〉의 탄소 양이온 중 안정성이 증가하는 순서대로 바르게 나열한 것은?

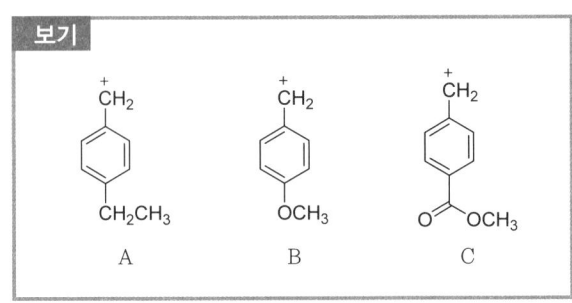

① A < B < C
② A < C < B
③ B < C < A
④ C < A < B
⑤ C < B < A

279

다음 방향족 화합물 중 염소화반응이 가장 빠르게 잘 일어나는 것은?

① Ph-Cl
② Ph-CH₃
③ Ph-NH₂
④ Ph-NO₂
⑤ Ph-OCH₃

280

다음 방향족 화합물 중 m-나이트로화 반응이 가장 잘 일어나는 것은?

① Ph-NH₂
② Ph-CH₂CH₃
③ Ph-NHCOCH₃
④ Ph-OCH₃
⑤ Ph-CHO

281

다음 반응에서 생성물 P의 구조로 옳은 것을 〈보기〉에서 고른 것은?

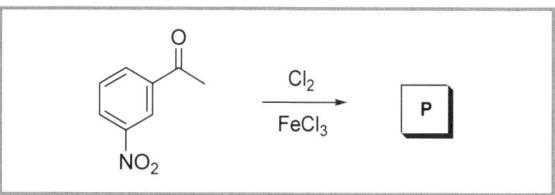

보기

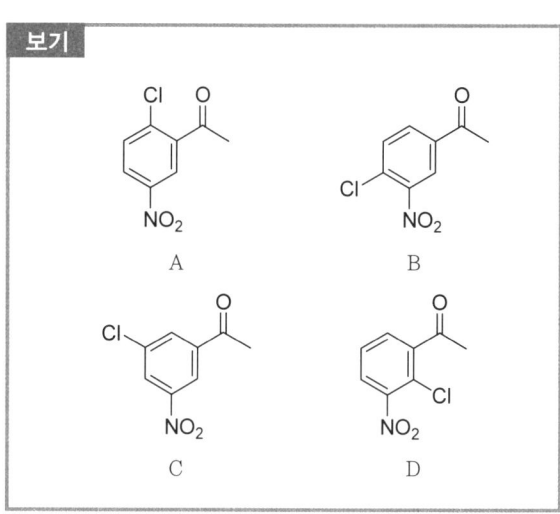

① A ② B ③ C
④ D ⑤ A, B

06 · 알코올, 에터, 에폭사이드

282
다음 반응에 의한 생성물 P의 구조로 옳은 것은?

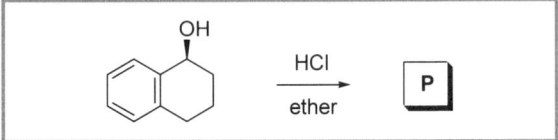

283
다음 반응에 의한 생성물 P의 구조로 옳은 것은?

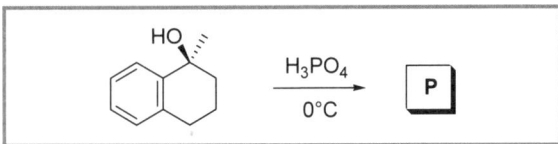

284
다음 반응에 의한 생성물 P의 구조로 옳은 것은?

285

다음 반응에 의한 생성물 P의 구조로 옳은 것은?

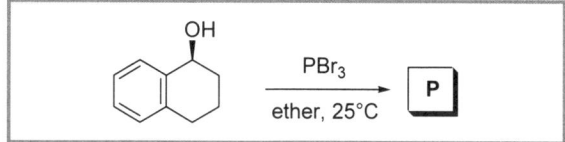

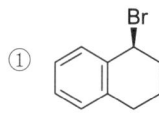

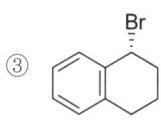

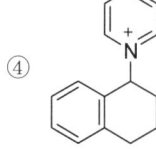

286

다음 반응에 의한 생성물 P의 구조로 옳은 것은?

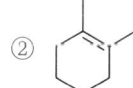

287

다음 반응에 의한 생성물 P의 구조로 옳은 것은?

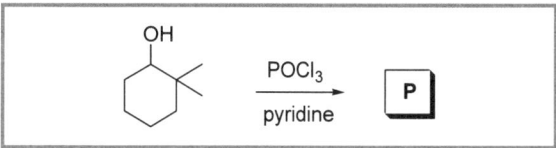

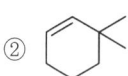

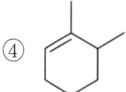

288

다음 반응에 의한 생성물 P의 구조로 옳은 것은?

06 • 알코올, 에터, 에폭사이드

289
다음 반응에 의한 생성물 P의 구조로 옳은 것은?

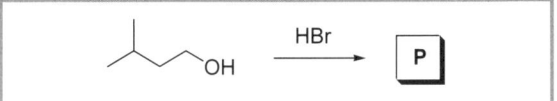

290
다음 반응에 의한 생성물 P의 구조로 옳은 것은?

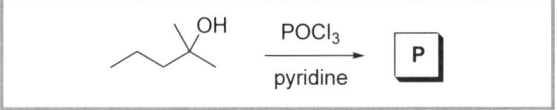

291
다음 반응에 의한 생성물 P의 구조로 옳은 것은?

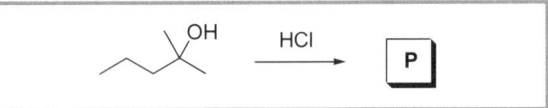

292
다음 반응에 의한 생성물 P의 구조로 옳은 것은?

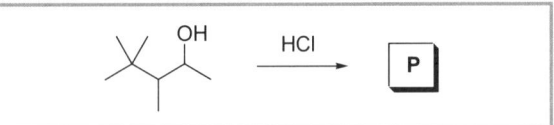

293
다음 반응에 의한 생성물 P의 구조로 옳은 것은?

294
다음 반응에 의한 생성물 P의 구조로 옳은 것은?

295
다음 화합물의 IUPAC 명칭으로 옳은 것은?

① (S)-4,4-dimethylpentan-2-ol
② (R)-4,4-dimethylpentan-2-ol
③ (R)-2,2-dimethylpentan-4-ol
④ (S)-2,2-dimethylpentan-4-ol
⑤ 4-hydroxy-2,2-dimethylpentane

06 · 알코올, 에터, 에폭사이드

296
다음 반응에서 출발물질 R의 구조로 옳은 것은? (정답 2개)

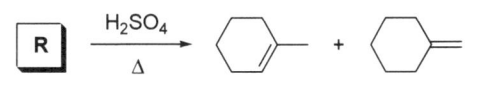

① ② ③ ④ ⑤

297
다음 반응에 의한 생성물 P의 구조로 옳은 것은? (정답 2개)

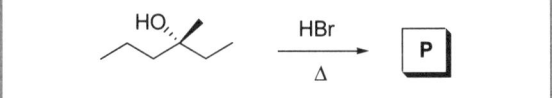

① ② ③ ④ ⑤

298
다음 반응에 대한 설명으로 옳은 것은?

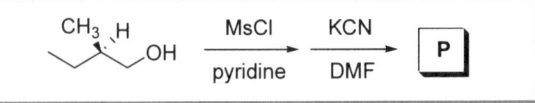

① S_N1 메커니즘, 반전
② S_N1 메커니즘, 라세미
③ S_N2 메커니즘, 보존
④ S_N2 메커니즘, 라세미
⑤ S_N2 메커니즘, 반전

299
다음 반응에 의한 생성물 P의 구조로 옳은 것은?

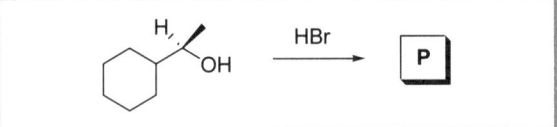

① ② ③ ④ ⑤

300
다음 반응에서 생성물 P의 구조로 옳은 것은?

① ② ③ ④ ⑤

301
다음 중 탄소 양이온의 재배열이 가장 쉽게 일어나는 것은?

① ② ③ ④ ⑤

302
cyclohexanol 에 대한 설명으로 옳지 <u>않은</u> 것은?

① 2차 알코올이다.
② 1차 알코올 보다 반응성이 크다.
③ sp 혼성과 sp^2 혼성 원소를 모두 포함하고 있다.
④ 탈수 반응 시 2차 탄소 양이온을 생성한다.
⑤ $SOCl_2$와 반응하면 cyclohexyl chloride가 생성된다.

303
다음 반응에서 생성물 P의 구조로 옳은 것은?

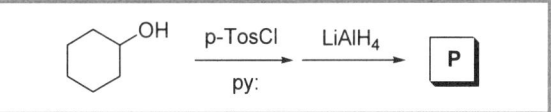

① ② ③ ④ ⑤

06 알코올, 에터, 에폭사이드

304
다음은 알코올의 산화와 관련된 반응이다. 생성물 P로 옳은 것은?

$$CH_3CH_2CH_2OH \xrightarrow[CH_2Cl_2]{PCC} P$$

① CH₃COCH₃ ② CH₃CH₂CHO
③ CH₃COOH ④ CH₃CH₂COCH₃
⑤ propylene oxide

305
다음 알코올의 산화 반응에서 생성물 P의 구조로 옳은 것은?

HO-CH(CH₃)-CH₂CH₂CH₂-OH $\xrightarrow[CH_2Cl_2]{PCC}$ P

① OHC-CH₂CH₂-CHO
② OHC-CH₂CH₂CH₂-CHO
③ CH₃CO-CH₂CH₂-CHO
④ δ-valerolactone (6-methyl)
⑤ 1,3-cyclohexanedione

306
다음 반응을 완결시키기 위해 필요한 시약 A로 옳은 것은?

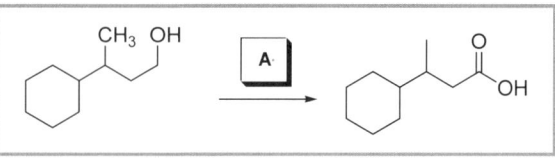

① NaBH₄
② PCC
③ O₃, Zn / H₂O
④ MCPBA
⑤ Na₂Cr₂O₇

307
다음 알코올의 산화 반응에서 생성물 P의 구조로 옳은 것은?

$$CH_3CH_2OH \xrightarrow[H_2SO_4, \Delta]{K_2Cr_2O_7} P$$

① CH₃COOCH₃ ② CH₃CHO
③ CH₃COOH ④ CH₃COCH₃
⑤ CH₃CH(OH)CH₃

308

다음 알코올 중 H_2SO_4 수용액에서 $Na_2Cr_2O_7$에 의해 ketone으로 산화가 가능한 것은?

① $CH_3CH_2\text{-}OH$

② $CH_3\underset{OH}{\overset{CH_3}{C}}CH_2CH_3$

③ $CH_3\overset{CH_3}{CH}CH_2OH$

④ $CH_3CH_2\underset{OH}{C}HCH_3$

⑤ o-cresol (OH, CH₃)

309

다음 알코올 중 PDC와 CH_2Cl_2 용매 내에서 반응하여 aldehyde로 산화되는 것은?

① $CH_3\overset{CH_3}{CH}CH_2OH$

② $CH_3\underset{OH}{\overset{CH_3}{C}}CH_2CH_3$

③ $CH_3CH_2\underset{OH}{C}HCH_3$

④ o-cresol (OH, CH₃)

⑤ $CH_3\overset{O}{C}OH$

310

다음 화합물 중 $NaBH_4$에 의해서 2차 알코올로 환원되는 것은?

① $CH_3\overset{CH_3}{CH}CH_2\overset{O}{C}H$

② $CH_3CH_2\text{-}O\text{-}CH_2CH_3$

③ Ph–C(=O)–CH_2CH_3

④ CH_3CH_2COOH

⑤ $CH_3\underset{OH}{\overset{CH_3}{C}}CH_2CH_3$

311

다음 반응에서 생성물 P의 구조로 옳은 것을 〈보기〉에서 모두 고른 것은? (단, 출발 물질은 하나의 거울상 이성질체이다.)

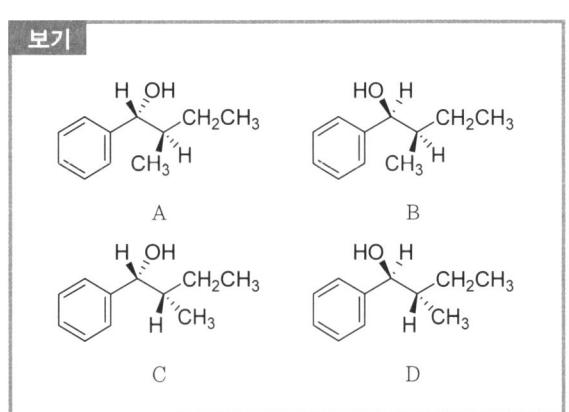

① A, B ② A, C ③ B, C
④ B, D ⑤ C, D

06 • 알코올, 에터, 에폭사이드

312
다음 반응에서 생성물 P의 구조로 옳은 것은?

313
다음 반응을 위해 사용해야 할 시약 A로 옳은 것은?

① TsCl ② SOCl₂ ③ ZnCl₂
④ PBr₃ ⑤ HI

314
다음 반응에서 생성물 P의 구조로 옳은 것은?

315
다음 반응에서 생성물 P의 구조로 옳은 것은?

316

다음 반응에서 생성물 P의 구조로 옳은 것은?

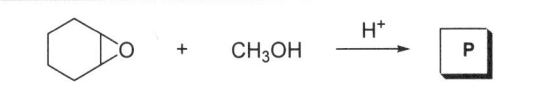

① (structure) ② (structure)
③ (structure) ④ (structure)
⑤ (structure)

317

다음 반응에서 생성물 P의 구조로 옳은 것은?

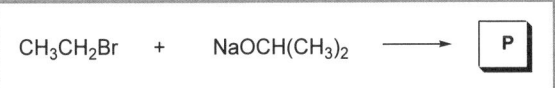

① $H_2C=CH_2$ ② $CH_3CH_2\text{-}OH$
③ (structure) ④ $CH_3CH_2\text{-}OCH(CH_3)_2$
⑤ $H-C\equiv C-H$

318

다음 반응에서 생성물 P의 구조로 옳은 것을 〈보기〉에서 모두 고른 것은?

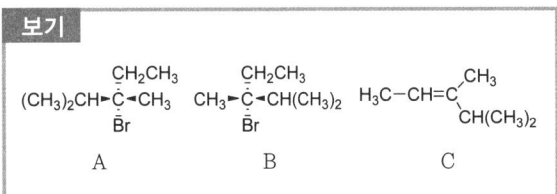

① A ② B ③ C
④ A, B ⑤ B, C

319

다음 반응에서 생성물 P의 구조로 옳은 것을 〈보기〉에서 고른 것은?

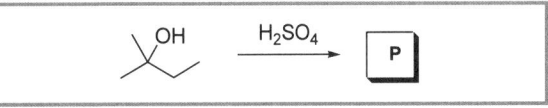

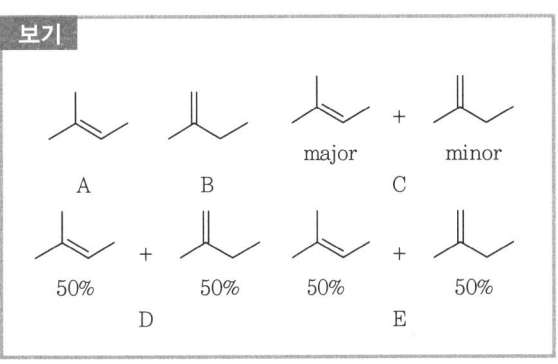

① A ② B ③ C
④ D ⑤ E

06 알코올, 에터, 에폭사이드

320

다음 반응에서 생성물 P의 구조로 옳은 것을 〈보기〉에서 모두 고른 것은?

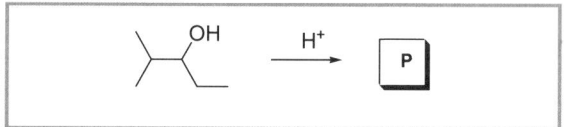

① A, B ② A, D ③ B, D
④ C, D ⑤ A, B, C

321

다음 반응에서 생성물 P의 구조로 옳은 것을 〈보기〉에서 모두 고른 것은?

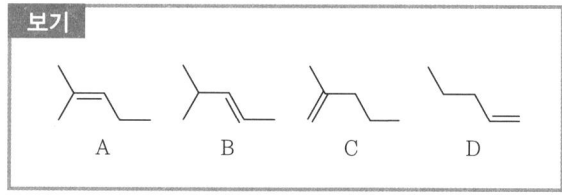

① A ② B ③ C
④ A, C ⑤ B, C

322

다음 반응에서 생성물 P의 구조로 옳은 것은?

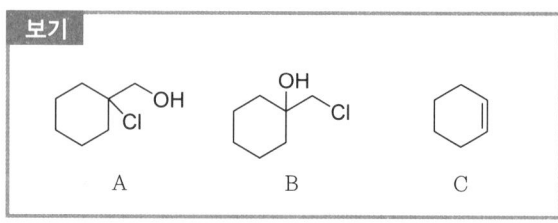

323

다음 알코올 중 탈수반응이 가장 잘 일어나는 것은?

324

다음 알코올 중 산 촉매 하에서 탈수반응이 가장 잘 일어나는 것은?

① [3-methylcyclohexanol]
② [cyclohexylmethanol]
③ [2-cyclohexylpropan-2-ol]
④ [1-cyclohexylethanol]
⑤ [1,2-dimethylcyclohexanol]

325

다음 중 친핵체에 의한 에폭사이드의 고리열림 반응에 대한 설명으로 옳은 것은?

① 염기 촉매 하에서의 고리열림 반응은 입체장애가 큰 에폭사이드 탄소에서 친핵성 공격으로 일어나는 S_N2 반응이다.
② 에폭사이드의 고리열림 반응은 항상 S_N2 type으로 일어난다.
③ 친핵성 공격은 항상 덜 치환된 탄소원자에서 일어난다.
④ 산 촉매 하에서의 에폭사이드 고리열림 반응은 S_N2 type으로 일어난다.
⑤ 모든 친핵체는 후면공격으로 에폭사이드의 고리를 연다.

326

다음 반응에서 생성물 A의 구조로 옳은 것을 〈보기〉에서 모두 고른 것은?

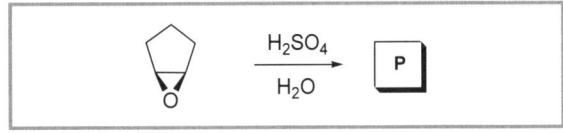

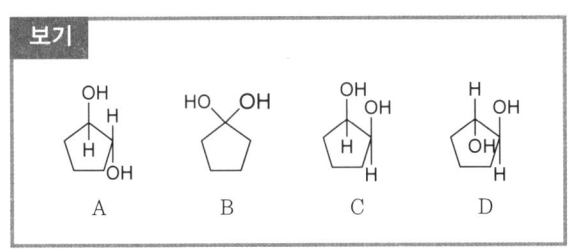

① A, B
② A, D
③ B, D
④ C, D
⑤ A, B, C

권혁 ORGANIC CHEMISTRY 개념꼭꼭 568제

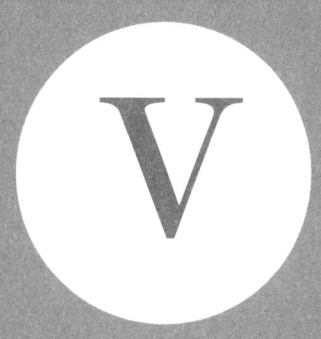

카보닐 화합물, 아민, 고리형 협동 반응

01 알데하이드와 케톤

02 카복실산

03 카복실산 유도체

04 카보닐 알파 치환 반응

05 카보닐 축합 반응

06 아민

07 고리형 협동 반응

01 · 알데하이드와 케톤

1
다음 카보닐 화합물 중 가장 반응성이 큰 것은 어느 것인가?

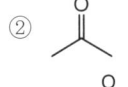

2
다음 화합물의 IUPAC 명칭으로 올바른 것은?

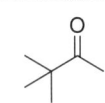

① 2-methylbutanone
② 3-methylbutanone
③ 3,3-dimethylbutan-2-one
④ 2,2-dimethylbutan-3-one
⑤ 3,3-dimethylbutanone

3
다음 화합물 중 2-trichloromethyl-2-methoxybutanal의 구조로 옳은 것은?

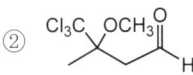

4
Grignard 시약과 ketone이 반응해서 생성되는 화합물은?

① 1차 알코올 ② 2차 알코올 ③ 3차 알코올
④ 알데하이드 ⑤ 산(acid)

5
다음 중에서 산화와 환원이 모두 일어날 수 있는 화합물은?

① CH_3COOH
② CH_3CHO
③ CH_3OCH_3
④ CH_3COCH_3
⑤ $CH_3CH(OH)CH_3$

6
다음 반응 중 생성물이 올바르게 적어진 것 끼리 묶은 것은?

> 보기
>
> 가. 2-propanol + PCC → ethyl methyl ketone
> 나. 1-butanol + $KMnO_4$ → ethyl methyl ketone
> 다. 2-butanol + CrO_3 → ethyl methyl ketone
> 라. ketone + Grignard 시약 → 3차 알코올
> 마. 2차 알코올 + Grignard 시약 → 3차 알코올
> 바. aldehyde + Grignard 시약 → 3차 알코올

① 가, 라
② 나, 마
③ 다, 바
④ 나, 바
⑤ 다, 라

7
다음 중 3-pentanol이 생성되는 반응을 모두 고른 것은?

ㄱ. $\text{CH}_3\text{CH}_2\text{Br} \xrightarrow{\text{Mg, ether}} \xrightarrow{\text{CH}_3\text{CH}_2\text{CHO}} \xrightarrow{H_3O^+}$ A

ㄴ. $H-\equiv-H \xrightarrow{NaNH_2} \xrightarrow{\text{CH}_3\text{CH}_2\text{CHO}} \xrightarrow{H_3O^+}$ B

ㄷ. $\text{CH}_3\text{CH}_2\text{COCH}_2\text{CH}_3 \xrightarrow{\text{1. LiAlH}_4}{\text{2. H}_2\text{O}}$ C

① ㄱ
② ㄷ
③ ㄱ, ㄴ
④ ㄱ, ㄷ
⑤ ㄱ, ㄴ, ㄷ

01 • 알데하이드와 케톤

8

Grignard 시약은 유기합성에서 탄소수를 증가시키는 중요한 반응이다. 다음 중 반응 생성물을 옳게 예상한 것을 고르시오.

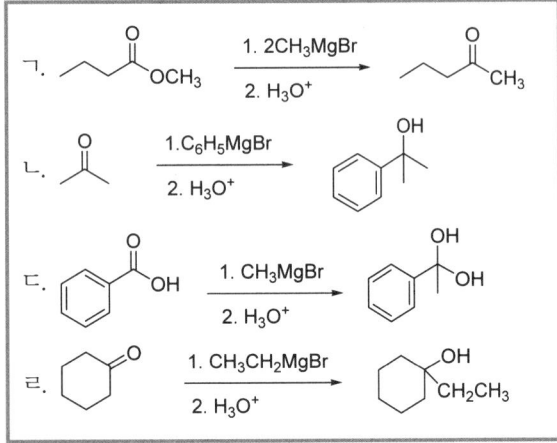

① ㄱ, ㄴ   ② ㄱ, ㄷ   ③ ㄴ, ㄷ
④ ㄴ, ㄹ   ⑤ ㄴ, ㄷ, ㄹ

9

다음 반응에서 생성물 P의 구조로 옳은 것은?

사이클로헥사논 $\xrightarrow{\text{LiAlH}_4}$ $\xrightarrow[\Delta]{\text{H}_2\text{SO}_4}$ $\xrightarrow[\text{2. Zn, H}_3\text{O}^+]{\text{1. O}_3}$ P

① HO–(CH₂)₅–OH

② OHC–(CH₂)₄–CHO

③ HOOC–(CH₂)₄–COOH

④ cis-1,2-cyclohexanediol

⑤ cyclohexene oxide

10

다음 중 고리형 중간체를 거치는 반응을 모두 고르면?

ㄱ. (CH₃)₂C=C(CH₃)₂ $\xrightarrow[\text{2. Zn, H}_2\text{O}]{\text{1. O}_3}$

ㄴ. diol $\xrightarrow{\text{HIO}_4}$

ㄷ. alkene $\xrightarrow[\text{2. NaBH}_4]{\text{1. Hg(OAc)}_2, \text{H}_2\text{O}}$

① ㄴ   ② ㄱ, ㄴ   ③ ㄴ, ㄷ
④ ㄱ, ㄷ   ⑤ ㄱ, ㄴ, ㄷ

11
다음 반응에서 생성물 P의 구조로 옳은 것은?

PhCOCH$_2$CH$_3$ →(1. NH$_2$NH$_2$, 2. KOH) →(Cl$_2$, hv) →(t-BuO$^-$ / t-BuOH) P

① PhCH(OH)CH$_2$CH$_3$
② PhCH$_2$CH$_2$CH$_3$
③ PhCOCH=CH$_2$
④ PhCH=CHCH$_3$
⑤ PhCH=CHCl

12
다음의 keto-enol tautomerism 이성질 현상에서 enol 형태가 상당량 존재하는 것은?

① CH$_3$COCH$_2$COCH$_3$ ⇌ CH$_3$C(OH)=CHCOCH$_3$
② CH$_3$CHO ⇌ CH$_2$=CHOH
③ CH$_3$COOC$_2$H$_5$ ⇌ CH$_2$=C(OH)OC$_2$H$_5$
④ cyclohexanone ⇌ cyclohexenol
⑤ CH$_3$COCH$_3$ ⇌ CH$_2$=C(OH)CH$_3$

13
다음 중 반응과정에서 생성되는 중간체의 구조를 맞게 나타낸 것은?

① 1-methylcyclopentene →(Hg(OAc)$_2$) [mercurinium-OAc] →(1. H$_2$O, 2. NaBH$_4$) 1-methylcyclopentanol

② cis-2-butene →(Br$_2$) [bromonium$^+$] → (R,R)-2,3-dibromobutane

③ cis-2-butene →(O$_3$) [epoxide] →(Zn, H$^+$) 2 CH$_3$CHO

④ cyclohexene →(HIO$_4$) [cyclic iodate] → hexanedial

⑤ cyclohexene →(OsO$_4$) [osmate ester] →(NaHSO$_3$/H$_2$O) trans-1,2-cyclohexanediol

02 카복실산

14
다음 화합물을 IUPAC 규칙에 따라 바르게 명명한 것은?

① (E)-3-hexenoic acid
② (Z)-3-hexenoic acid
③ (E)-4-hexenoic acid
④ (Z)-4-hexenoic acid
⑤ (E)-3-pentenoic acid

15
다음 화합물을 IUPAC 규칙에 따라 바르게 명명한 것은?

① (S)-3-methoxypentanoic acid
② (R)-3-methoxypentanoic acid
③ (S)-2-methoxypentanoic acid
④ (R)-2-methoxypentanoic acid
⑤ (R)-3-ethoxypentanoic acid

16
다음 반응을 수행하기에 적합한 시약 A로 옳은 것은?

① $LiAlH_4$ ② $NaBH_4$ ③ NBS
④ $KMnO_4$ ⑤ PDC

17
다음 화합물의 산성도가 증가하는 순서로 바른 것은?

① A < B < C
② A < C < B
③ B < C < A
④ B < A < C
⑤ C < A < B

18
다음 분자들의 산의 세기를 큰 순서대로 나열한 것은?

보기
- 가. CH₂ClCOOH
- 나. CH₂BrCOOH
- 다. CH₂ICOOH
- 라. CH₂FCOOH

① 가 > 나 > 다 > 라
② 다 > 나 > 가 > 라
③ 나 > 다 > 라 > 가
④ 라 > 가 > 나 > 다
⑤ 다 > 가 > 나 > 라

19
다음 중 pH 2에서 phenylalanine의 구조는 무엇인가?

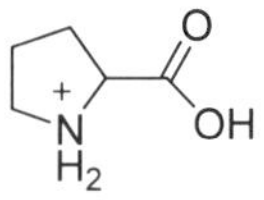

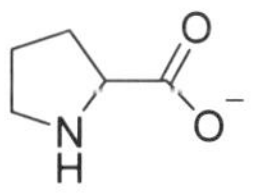

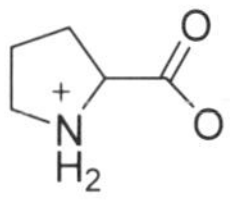

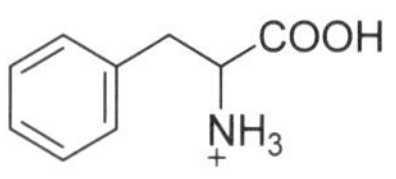

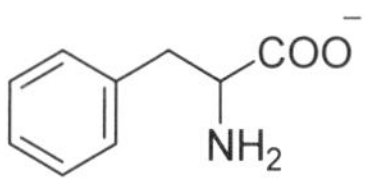

20
다음 반응에서 생성물 P의 구조로 옳은 것은?

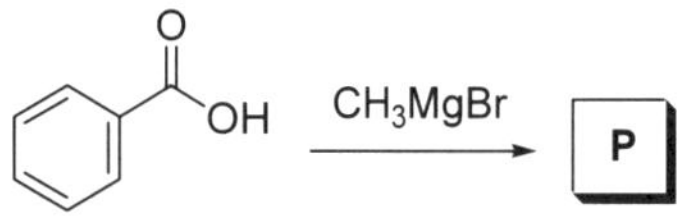

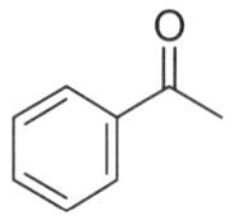

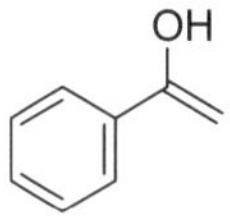

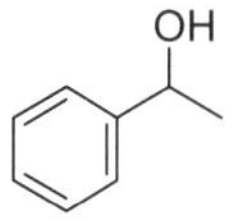

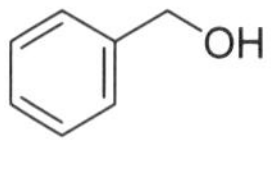

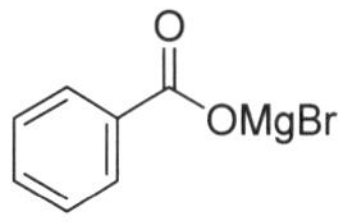

21
다음 중 산화 환원 반응이 잘못된 것을 고르시오.

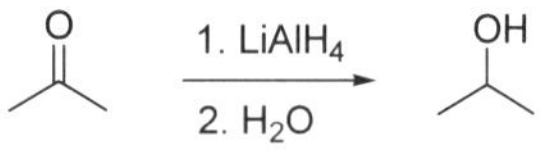

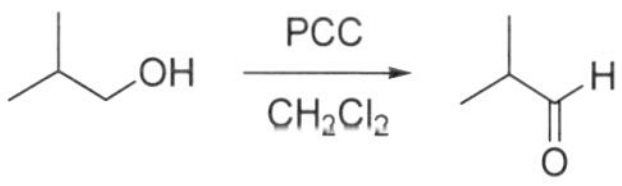

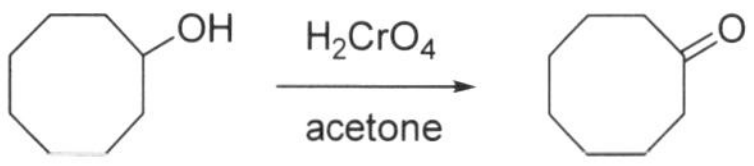

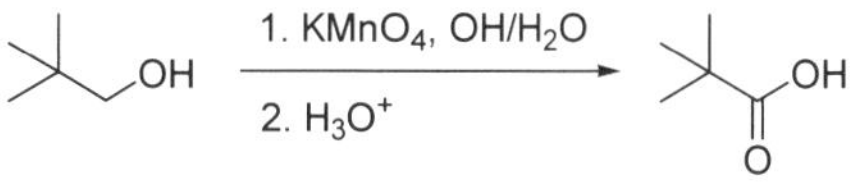

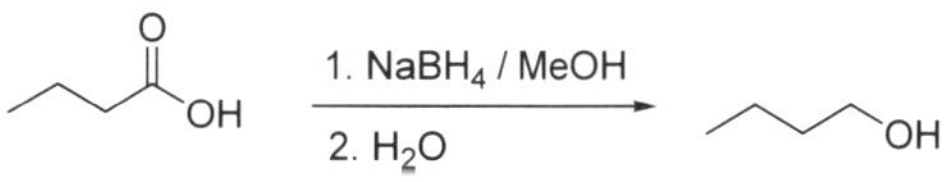

02 • 카복실산

22
Carboxylic aicd는 다양한 방법을 이용하여 만들 수 있다. 다음 중 butanoic acid를 만드는 방법으로 가능하지 <u>않은</u> 것은?

① CH₃CH₂CH₂CN $\xrightarrow{\text{H}_2\text{SO}_4, \text{H}_2\text{O}, \Delta}$ CH₃CH₂CH₂COOH

② CH₃CH₂CH₂COCl $\xrightarrow{\text{H}_2\text{O}}$ CH₃CH₂CH₂COOH

③ CH₃CH₂CH₂COOCH₃ $\xrightarrow{\text{CH}_3\text{COO}^-}$ CH₃CH₂CH₂COOH

④ CH₃CH₂CH₂MgBr $\xrightarrow{\text{1. CO}_2,\ \text{2. H}_2\text{O}}$ CH₃CH₂CH₂COOH

⑤ CH₃CH₂CH₂CHO $\xrightarrow{\text{PCC, CH}_2\text{Cl}_2}$ CH₃CH₂CH₂COOH

23
다음 중 carboxylic acid의 제조 방법으로 옳지 <u>않은</u> 것은?

① O₂N-C₆H₄-CH₃ $\xrightarrow{\text{KMnO}_4}$ O₂N-C₆H₄-COOH

② CH₃CH₂CH₂OH $\xrightarrow{\text{PCC, CH}_2\text{Cl}_2}$ CH₃CH₂COOH

③ 사이클로헥실-CHO $\xrightarrow{\text{Ag(NH}_3)_2\text{OH}}$ 사이클로헥실-COOH

④ CH₃CH₂CH₂CN $\xrightarrow{\text{H}_3\text{O}^+, \Delta}$ CH₃CH₂CH₂CH₂COOH

⑤ C₆H₅Li $\xrightarrow{\text{1. CO}_2,\ \text{2. H}_2\text{O}}$ C₆H₅COOH

24

다음 반응의 주생성물들이 옳게 짝지어진 것은?

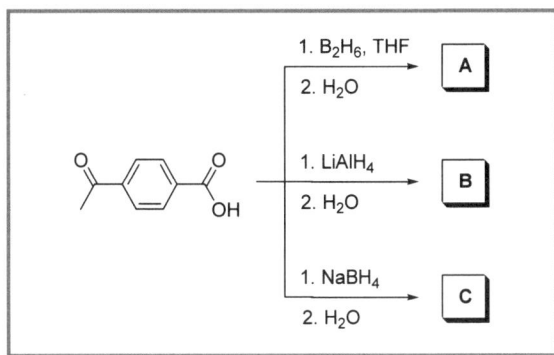

	A	B	C
①	ㄱ	ㄴ	ㄷ
②	ㄱ	ㄷ	ㄴ
③	ㄴ	ㄱ	ㄷ
④	ㄴ	ㄷ	ㄱ
⑤	ㄷ	ㄱ	ㄴ

25

다음의 환원반응에서 생성되는 화합물들을 옳게 짝지은 것은?

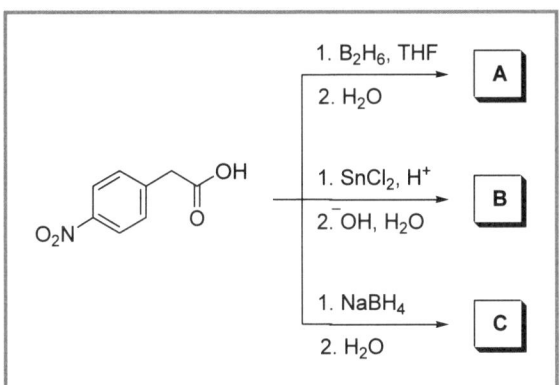

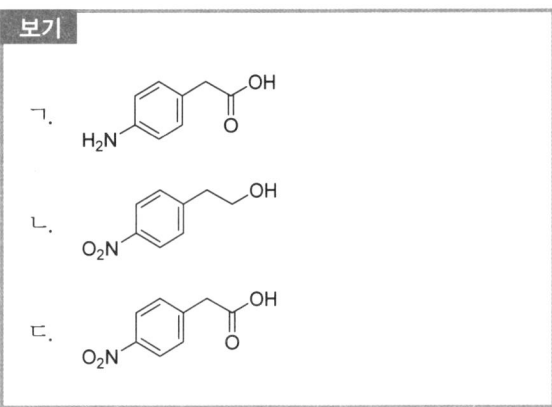

	A	B	C
①	ㄱ	ㄴ	ㄷ
②	ㄱ	ㄷ	ㄴ
③	ㄴ	ㄱ	ㄷ
④	ㄴ	ㄴ	ㄱ
⑤	ㄷ	ㄱ	ㄴ

03 카복실산 유도체

26
다음 중 락탐(lactam)의 구조는?

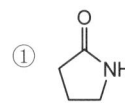 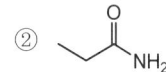

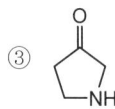 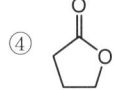

⑤

27
acid chloride에 비해 amide는 친핵성 아실 치환반응의 반응성이 작다. 이유로 옳은 것은?

① N가 좋은 이탈기 이므로
② Cl가 좋은 이탈기 이므로
③ N가 carbonyl에 전자밀도를 높여주므로
④ steric effect
⑤ amide의 염기성이 크기 때문에

28
다음 반응에서 생성물 P의 구조로 옳은 것은?

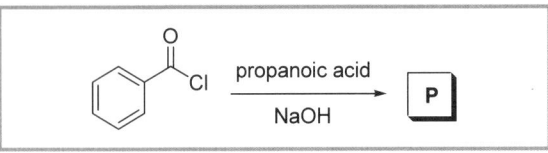

① benzoate Na⁺ ② PhCOCH₂COCH₃

③ benzoic propanoic anhydride ④ benzoic anhydride

⑤ benzoic acid

29

다음 두 물질 중 친핵체와의 반응성이 더 좋은 것과 그 이유로 바른 것은?

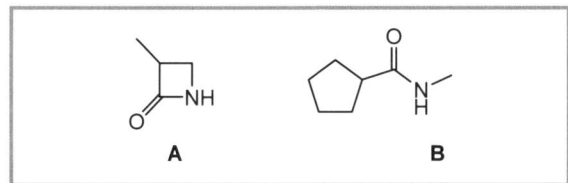

① A, steric effect
② B, steric effect
③ A, ring strain
④ B, ring strain
⑤ 동일하다.

30

다음 반응에서 생성물 P의 구조로 옳은 것은?

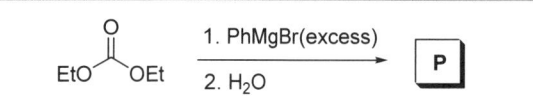

① Ph-C(=O)-OEt
② Ph-C(=O)-Ph
③ Ph-C(OH)(Ph)-Ph
④ Ph-C(OH)(OEt)-Ph
⑤ Ph-C(OH)(OEt)-OEt

03 • 카복실산 유도체

31

다음의 합성과정에서 생성되는 화합물 A, B, C의 구조를 옳게 짝지은 것은?

보기

ㄱ. PhC(=O)NEt₂
ㄴ. PhC(=O)NH₂
ㄷ. PhCHO
ㄹ. PhCH₂NEt₂
ㅁ. PhCH₂NH₂
ㅂ. PhCH₂OH

	A	B	C
①	ㄱ	ㄹ	ㄷ
②	ㄱ	ㄹ	ㅂ
③	ㄱ	ㅁ	ㅂ
④	ㄴ	ㅁ	ㄷ
⑤	ㄴ	ㅁ	ㅂ

32

그림은 해열 진통제로 사용되는 아스피린의 구조식을 나타낸 것이다.

다음은 아스피린을 가수분해하여 얻은 흰색 가루의 몇 가지 성질이다.

보기
- 물보다 수산화나트륨(NaOH) 수용액에 더 잘 녹는다.
- 산 촉매 하에서 에탄올(CH_3CH_2OH)과 에스터화 반응을 한다.
- 산 촉매 하에서 포름산(HCOOH)과 에스터화 반응을 한다.

흰색 가루 물질의 구조식으로 옳은 것은?

① 톨루엔 (methylbenzene)
② o-자일렌 (1,2-dimethylbenzene)
③ 카테콜 (1,2-dihydroxybenzene)
④ 프탈산 (1,2-benzenedicarboxylic acid)
⑤ 살리실산 (2-hydroxybenzoic acid)

33

Benzoic acid (PhCOOH)를 thionyl chloride(SOCl$_2$)와 반응시킨 후 이를 다시 피리딘 촉매 하에서 ethanol과 반응시켰다. 이때의 주된 화합물은 무엇인가?

① Ph-C(=O)-SEt

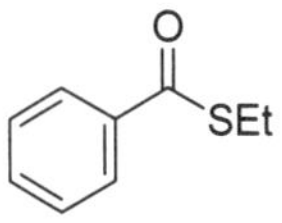

② Ph-C(=O)-OEt

③ 4-EtO-C$_6$H$_4$-C(=O)Cl

④ 2-Cl-C$_6$H$_4$-C(=O)-N$^+$(pyridinium)

⑤ 2-EtO-C$_6$H$_4$-C(=O)Cl

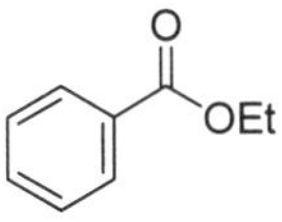

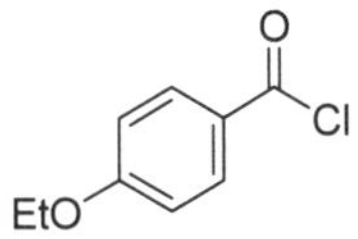

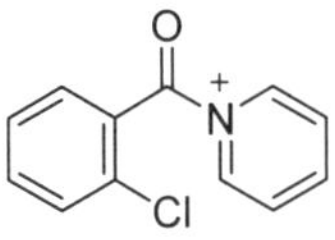

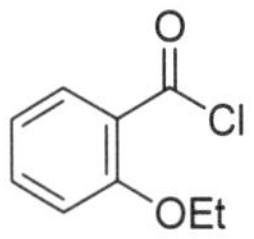

04 · 카보닐 알파 치환 반응

34
다음 두 물질의 각 구조 중 더 안정한 구조끼리 바르게 짝지어진 것은?

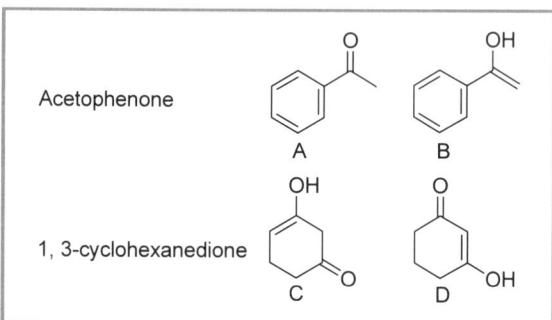

① A − C
② A − D
③ B − C
④ B − D
⑤ 모두 안정성이 동일하다.

35
Propene의 allyl anion과 acetone의 enolate 중 염기성이 작은 것은 무엇이고, 그 이유로 옳은 것은?

① allyl anion, resonance
② allyl anion, inductive
③ enolate, resonance
④ enolate, steric
⑤ allyl anion, steric

36
다음 중 가장 산성도가 큰 화합물은 무엇인가?

① NC−CH₂−CN
② CH₃COCH₂COOEt
③ CH₃COCH₂COCH₃
④ EtOOC−CH₂−COOEt
⑤ (CH₃CO)₂O

37
2-methylcyclopentanone의 kinetic enolate는 무엇인가?

(① ~ ⑤ 구조)

38

다음 반응에서 생성물 P의 구조로 옳은 것은?

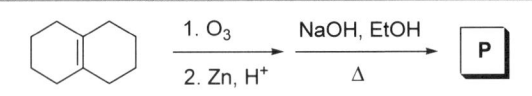

① 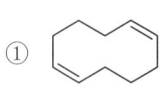 ②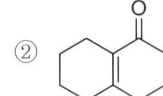

06 • 아민

39
세 개의 다른 치환기를 가지는 아민은 입체중심을 가지나 거울상 이성질체를 가질 수 없다. 그 이유를 바르게 설명한 것은?

① 카이랄 중심을 가지기 위한 4개의 결합선을 가지기 때문이다.
② 질소가 가지는 치환기가 빠르게 반전을 하므로 두 개의 반전된 형태의 화합물이 만들어지기 때문이다.
③ 거울상 이성질체는 반드시 탄소에서만 생기기 때문이다.
④ 부분 입체 이성질체이기 때문이다.
⑤ 메조 화합물이기 때문이다.

40
다음 〈보기〉의 두 화합물 중 아닐린(aniline)은 벤질아민(benzylamine)보다 염기도가 낮다. 그 이유를 바르게 설명한 것은?

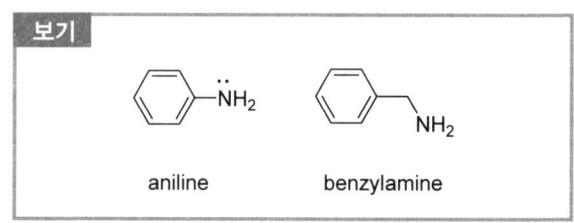

보기

aniline   benzylamine

① 아닐린의 질소에 있는 비공유전자쌍이 수소 쪽으로 비편재화 되기 때문이다.
② 아닐린은 일차아민이고 벤질아민은 이차아민이기 때문이다.
③ 아닐린은 질소에 전자쌍이 강하게 고정되어 있기 때문이다.
④ 아닐린 자체가 전자쌍 받개이기 때문이다.
⑤ 아닐린의 질소에 있는 비공유전자쌍이 벤젠고리 안으로 비편재화 되기 때문이다.

41

다음 아민(amine) 중에서 수용액 조건에서 염기도가 가장 큰 것은?

① NH_3
② CH_3NH_2
③ —NH_2
④
⑤ $H_3C-\overset{..}{\underset{H}{N}}-CH_3$

42

다음 화합물들을 pK_b가 큰 것부터 순서대로 나열한 것은?

보기

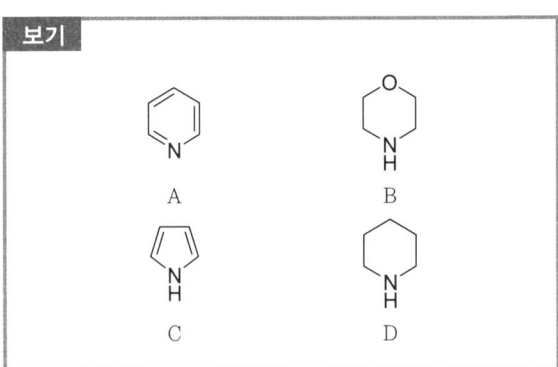

① A-C-B-D
② B-D-A-C
③ C-A-B-D
④ C-A-D-B
⑤ D-B-A-C

07 • 고리형 협동 반응

43

고리형 협동반응(pericyclic reaction)에는 세 가지 종류가 있다. 다음 중 고리형 협동 반응의 종류에 해당하지 않는 것은?(정답 2개)

① sigmatropic rearrangements
② cycloaddtion reaction
③ annulation reaction
④ electrocyclic reaction
⑤ carbocation rearrangements

45

바닥 상태의 컨쥬게이션 다이엔의 분자궤도함수 중 HOMO는 어느 것인가?

① ψ_1 ② ψ_2 ③ ψ_3^*
④ ψ_4^* ⑤ 없음

[44~46] 아래와 같이 주어진 컨쥬게이션 다이엔(conjugated diene)의 분자궤도함수(molecular orbital)에 대한 물음에 답하시오.

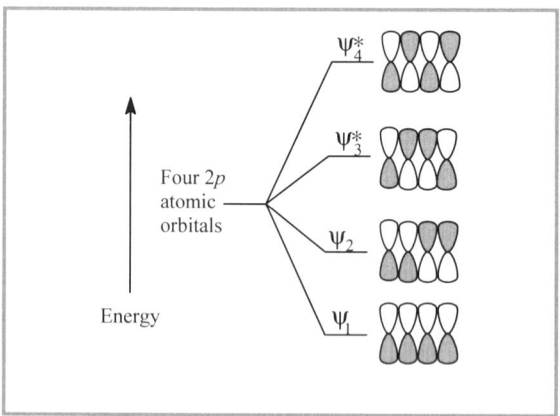

44

컨쥬게이션 다이엔(conjugated diene)의 분자궤도 함수 중 두 개의 마디면(node)을 가지는 것은 어느 것인가?

① ψ_1 ② ψ_2 ③ ψ_3^*
④ ψ_4^* ⑤ 없음

46

들뜬 상태의 컨쥬게이션 다이엔의 분자궤도함수 중 LUMO는 어느 것인가?

① ψ_1 ② ψ_2 ③ ψ_3^*
④ ψ_4^* ⑤ 없음

[47~48] 반응 메커니즘을 고려하여 다음 물음에 답하시오.

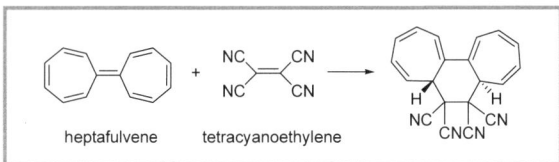

[49~50] 반응 메커니즘을 고려하여 다음 물음에 답하시오.

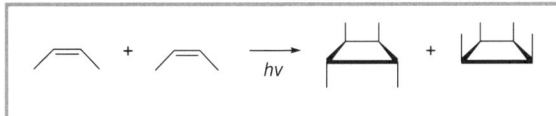

47
위 반응은 고리형 협동 반응 중 어느 것에 해당하는가?

① sigmatropic rearrangement
② reverse cycloaddition reaction
③ electrocyclic reaction
④ cycloaddition reaction
⑤ electrophilic addition reaction

49
위 반응은 고리형 협동 반응 중 어느 것에 해당하는가?

① sigmatropic rearrangement
② reverse cycloaddition reaction
③ electrocyclic reaction
④ cycloaddition reaction
⑤ electrophilic addition reaction

48
위 고리화 반응에 참여하는 전자는 총 몇 개인가?

① 2개 ② 4개 ③ 6개
④ 8개 ⑤ 16개

50
위 고리화 반응에 참여하는 전자는 총 몇 개인가?

① 2개 ② 4개 ③ 6개
④ 8개 ⑤ 16개

07 • 고리형 협동 반응

[51~52] 반응 메커니즘을 고려하여 다음 물음에 답하시오.

51
이 반응에서 첫 번째 단계는 어떤 반응으로 진행되는가?

① sigmatropic rearrangement
② reverse cycloaddition reaction
③ electrocyclic reaction
④ cycloaddition reaction
⑤ electrophilic addition reaction

52
이 반응에서 두 번째 단계는 어떤 반응으로 진행되는가?

① sigmatropic rearrangement
② reverse cycloaddition reaction
③ electrocyclic reaction
④ cycloaddition reaction
⑤ electrophilic addition reaction

53
다음 반응에서 생성물 P의 구조로 옳은 것은?

정답

I 결합과 구조

II 알케인과 사이클로알케인

III 입체화학

IV 작용기 변환 및 유기 반응

V 카보닐 화합물, 아민, 고리형 협동 반응

정답

I. 결합과 구조

01. 전자의 배치
1. ⑤
2. ③
3. ②
4. ③

02. 분자의 구조
5. ④
6. ①
7. ②
8. ③
9. ②
10. ④
11. ②, ③

03. 궤도 함수
12. ①
13. ②
14. ③
15. ①
16. ②
17. ②

04. 탄소의 혼성
18. ②
19. ②
20. ①
21. ①
22. ②
23. ⑤
24. ②
25. ⑤
26. ④
27. ②
28. ④
29. ④
30. ②
31. ⑤

05. 극성 공유결합과 쌍극자 모멘트
32. ②
33. ③
34. ②
35. ④

06. 형식전하
36. ⑤
37. ③
38. ③
39. ②
40. ③
41. ②
42. ⑤
43. ④
44. ④
45. ③
46. ①
47. ②
48. ②
49. ④

07. 공명구조
50. ③
51. ①
52. ④
53. ②
54. ④

08. 브뢴스테드-로우리의 산과 염기, pK_a값, Lewis 산과 염기
55. ③
56. ⑤
57. ④

II. 알케인과 사이클로알케인

01. 알케인의 명명법
1. ③
2. ②
3. ⑤
4. ①
5. ②
6. ③
7. ③

02. 사이클로알케인의 명명법
8. ③

03. 이성질체
9. ③
10. ④
11. ④
12. ⑤
13. ③
14. ③
15. ③
16. ②
17. ①
18. ③

04. Newman 투영도와 형태 이성질체
19. ④
20. ④
21. ②
22. ③
23. ⑤
24. ④
25. ③

05. 사이클로알케인의 기하 이성질체

26. ③
27. ③
28. ④
29. ④

06. 사이클로알케인의 형태

30. ③
31. ①
32. ⑤
33. ①
34. ④
35. ②
36. ②
37. ③
38. ①
39. ③
40. ①
41. ②
42. ⑤
43. ⑤

07. 여러 고리 사이클로알케인

44. ①
45. ④
46. ④

Ⅲ. 입체화학

01. 거울상 이성질체

1. ②
2. ⑤
3. ①
4. ②
5. ②
6. ④
7. ③
8. ④
9. ②, ⑤
10. ①, ⑤
11. ③
12. ①
13. ③
14. ④
15. ⑤
16. ④
17. ①
18. ③
19. ④
20. ③
21. ④
22. ④
23. ⑤

02. 광학활성

24. ①
25. ③
26. ②
27. ④
28. ④
29. ⑤
30. ①
31. ①, ③
32. ④
33. ④
34. ①
35. ②
36. ①
37. ③
38. ③
39. ②
40. ④
41. ①
42. ②
43. ③
44. ④
45. ①
46. ⑤
47. ②
48. ⑤
49. ③
50. ④
51. ⑤
52. ④
53. ②
54. ③
55. ③, ⑤
56. ③
57. ①
58. ②

03. 메조 화합물

59. ②
60. ②
61. ④
62. ③

04. 라세미 혼합물

63. ②
64. ④
65. ①
66. ④
67. ④
68. ①

정답

05. 부분 입체 이성질체

69. ③
70. ④
71. ②
72. ③
73. ①
74. ②
75. ③
76. ③
77. ⑤
78. ③

06. R, S 절대배열의 결정

79. ③, ⑤
80. ②
81. ③
82. ④
83. ⑤
84. ②

07. Alkene의 기하 이성질체

85. ③
86. ④

IV. 작용기 변환 및 유기 반응

01. 알켄

1. ①
2. ①
3. ①, ②
4. ④, ⑤
5. ④
6. ⑤
7. ④
8. ③
9. ⑤
10. ①
11. ①
12. ⑤
13. ④
14. ③
15. ①
16. ④
17. ⑤
18. ③
19. ③, ⑤
20. ③
21. ③
22. ①
23. ③
24. ③
25. ②
26. ②
27. ④
28. ④
29. ④
30. ①
31. ②, ③
32. ①
33. ①
34. ④
35. ⑤
36. ①
37. ③
38. ②
39. ②
40. ①
41. ①
42. ④
43. ⑤
44. ④
45. ④
46. ②
47. ⑤
48. ②
49. ③
50. ②
51. ②
52. ③
53. ①, ②
54. ②
55. ③
56. ③
57. ③
58. ③
59. ①
60. ⑤
61. ①
62. ③
63. ④
64. ①
65. ④
66. ①
67. ④
68. ③
69. ③

02. 알카인

70. ①
71. ⑤
72. ③
73. ①
74. ④
75. ②

76. ③
77. ②
78. ②
79. ②
80. ①
81. ④, ⑤
82. ③
83. ③
84. ③
85. ③
86. ②
87. ④
88. ⑤
89. ④
90. ①, ⑤
91. ⑤
92. ①
93. ③
94. ⑤
95. ①
96. ④
97. ③
98. ④
99. ③, ④
100. ②
101. ③
102. ②
103. ⑤
104. ③
105. ⑤
106. ④
107. ④
108. ③
109. ②
110. ④
111. ③
112. ②
113. ④
114. ①

03. 할로젠화 알킬

115. ②
116. ⑤
117. ①
118. ④
119. ①
120. ⑤
121. ①
122. ①
123. ②
124. ⑤
125. ①, ③, ⑤
126. ①
127. ①, ⑤
128. ④
129. ④
130. ③
131. ④
132. ④
133. ①
134. ①, ②
135. ②
136. ①
137. ①, ②
138. ②
139. ③
140. ①
141. ②
142. ④
143. ①
144. ②
145. ②
146. ②
147. ①
148. ②
149. ①
150. ②
151. ①
152. ①
153. ④
154. ④

155. ②
156. ④
157. ③
158. ①
159. ①
160. ③
161. ②
162. ③
163. ①
164. ①
165. ②
166. ②
167. ③
168. ⑤
169. ②
170. ④
171. ④
172. ④
173. ④
174. ②
175. ①
176. ①
177. ④
178. ③
179. ④
180. ⑤
181. ②
182. ③
183. ②
184. ④
185. ⑤
186. ⑤
187. ①
188. ②, ⑤
189. ④
190. ③
191. ③
192. ②
193. ①
194. ④
195. ⑤

정답

196. ③
197. ④
198. ⑤
199. ①
200. ③
201. ③
202. ③
203. ④
204. ⑤
205. ①
206. ⑤
207. ④
208. ⑤
209. ④

04. 컨쥬게이션 다이엔

210. ③
211. ①
212. ②
213. ③
214. ②
215. ②
216. ⑤
217. ④
218. ②
219. ⑤
220. ⑤
221. ④
222. ①
223. ②
224. ③
225. ①
226. ②

05. 방향족 화합물

227. ②
228. ④
229. ③
230. ③
231. ③

232. ①
233. ②
234. ①
235. ③
236. ②
237. ②
238. ③
239. ②
240. ①
241. ①, ⑤
242. ③
243. ⑤
244. ③
245. ①, ③
246. ①, ③
247. ③
248. ⑤
249. ⑤
250. ⑤
251. ④
252. ②
253. ③
254. ④
255. ③
256. ②
257. ④
258. ②
259. ②
260. ④
261. ②
262. ③, ⑤
263. ③
264. ⑤
265. ④
266. ④
267. ⑤
268. ②
269. ①
270. ②
271. ⑤
272. ③

273. ①
274. ⑤
275. ②
276. ②
277. ②
278. ④
279. ③
280. ⑤
281. ③

06. 알코올, 에터, 에폭사이드

282. ⑤
283. ①
284. ④
285. ③
286. ②
287. ②
288. ①
289. ①
290. ②
291. ①
292. ②
293. ①
294. ②
295. ①
296. ③, ④
297. ①, ②
298. ③
299. ②
300. ③
301. ④
302. ③
303. ①
304. ②
305. ③
306. ⑤
307. ③
308. ④
309. ①
310. ③
311. ①

312. ①
313. ②
314. ③
315. ①
316. ④
317. ④
318. ④
319. ③
320. ⑤
321. ①
322. ②
323. ③
324. ③
325. ⑤
326. ②

V. 카보닐 화합물, 아민, 고리형 협동 반응

01. 알데하이드와 케톤
1. ①
2. ③
3. ④
4. ③
5. ②
6. ⑤
7. ④
8. ④
9. ②
10. ⑤
11. ④
12. ①
13. ④

02. 카복실산
14. ①
15. ①
16. ④
17. ②
18. ④
19. ④
20. ⑤
21. ⑤
22. ③
23. ②
24. ④
25. ③

03. 카복실산 유도체
26. ①
27. ③
28. ③
29. ③
30. ③
31. ②
32. ⑤
33. ②

04. 카보닐 알파 치환 반응
34. ②
35. ③
36. ③
37. ③

05. 카보닐 축합 반응
38. ⑤

06. 아민
39. ②
40. ⑤
41. ⑤
42. ③

07. 고리형 협동 반응
43. ③, ⑤
44. ③
45. ②
46. ④
47. ④
48. ④
49. ④
50. ②
51. ③
52. ①
53. ④